図解でよくわかる

疲れない！
痛めない！

体の使い方

ビフォー・アフター手帖

一義流気功治療院院長
小池義孝

JN138041

日本文芸社

はじめに

はじめまして、小池義孝です。
気功治療院を開き、
日々不調を抱える方を診ています。

おそらく、本書を手に取られたあなたは、
何かしら肉体の衰えを
感じていらっしゃる方のはずです。

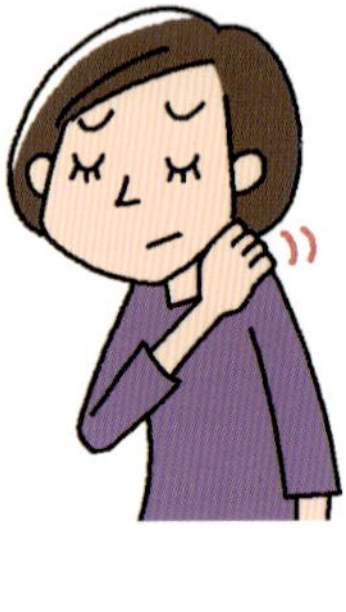

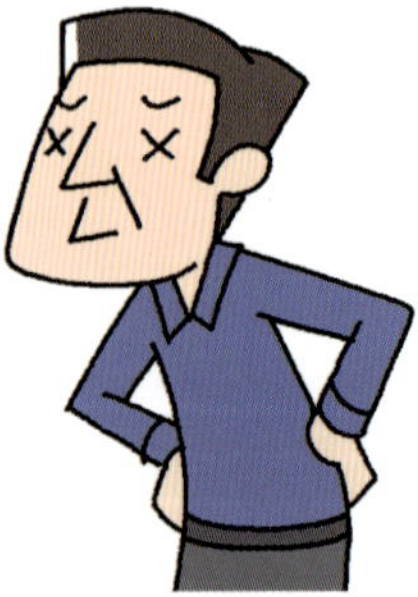

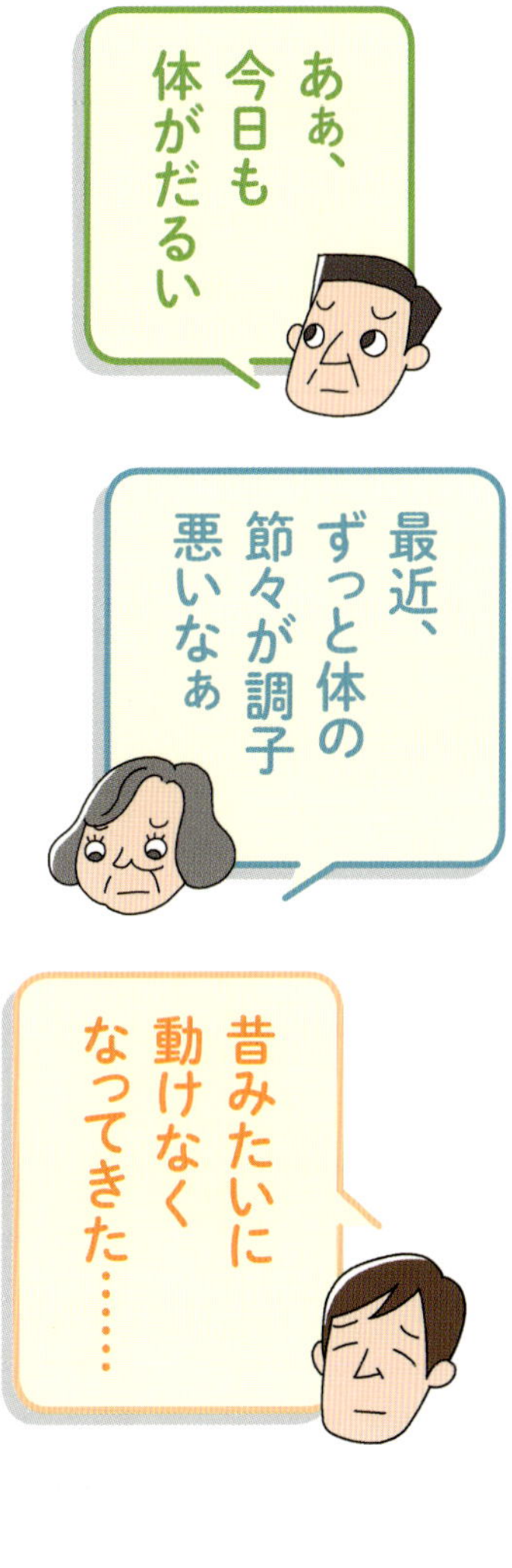
ああ、今日も体がだるい
最近、ずっと体の節々が調子悪いなぁ
昔みたいに動けなくなってきた……

そんなふうに、
年齢とともに、疲れやすい、疲れが取れにくい、
こりがひどい、体に痛むところが増えてきた、
などの問題が気になり、無視できなくなってきた。

もちろん、これまでにご自身で、
湿布を貼る、マッサージや整体に行く、
サプリメントや健康食品を摂るなど、
さまざまな対策を試してこられたと思います。

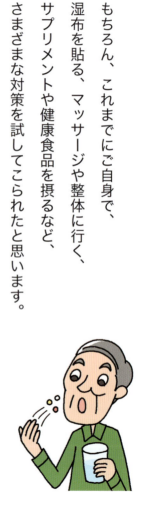

しかし、満足な結果が得られない。
あるいは改善したものの、もう一歩のところで完全ではない。
すぐまた不調を感じ、ケアする……。
そんな状態を繰り返している、といった状況なのかもしれません。

「年だからしょうがない」と、諦めている方もいるでしょう。
そんな皆さんに、
本書は必ずや、お役に立てると確信しています。

「つらい」「痛い」と感じてからケアする対症療法ではなく、
まずは、**ご自身の体そのものに目を向けて**みてください。

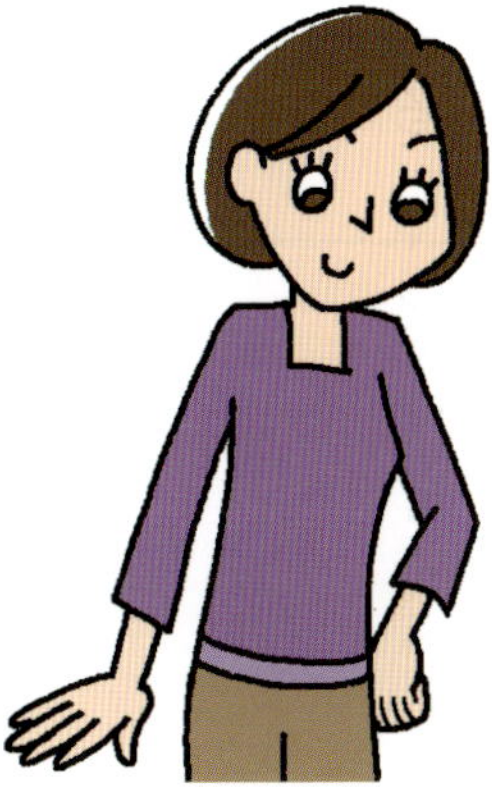

あなたは「骨と筋肉」の正しい使い方を知っていますか？

いえ、それ以前に、考えてみた経験はありますか？

年齢とともに、筋肉は硬くなります。
硬くなった筋肉は使えなく、傷みやすくなり、
血行不良、こり、損傷という形で
肉体を追い込んでいきます。
並行して、疲れやすく、
疲れが取れにくくなります。

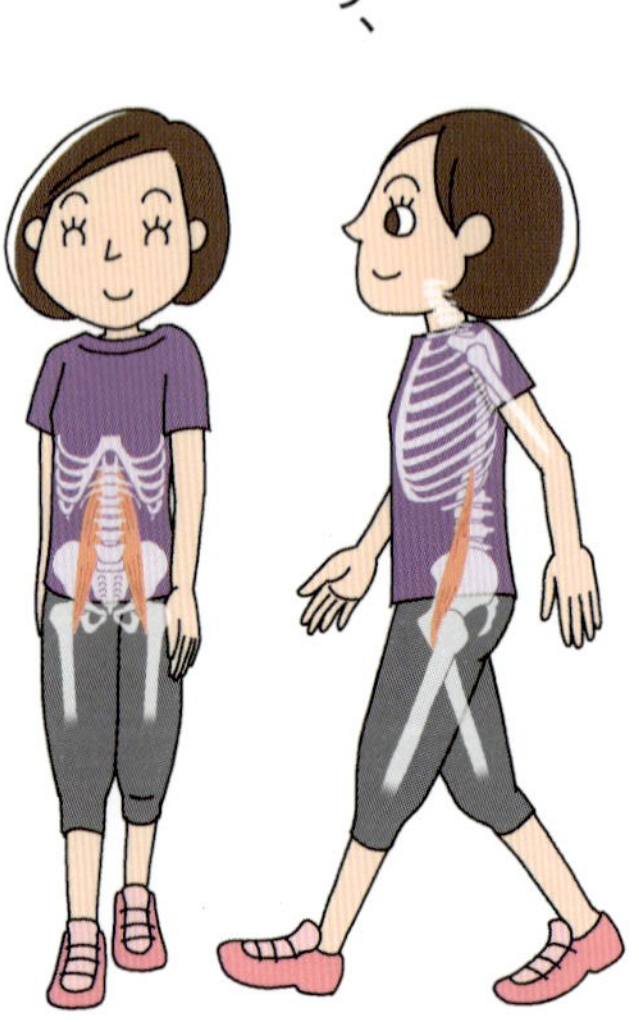

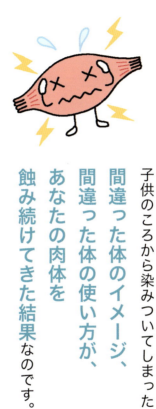

しかし、体がそんな状態になる原因は、
加齢だけではありません。
子供のころから染みついてしまった
間違った体のイメージ、
間違った体の使い方が、
あなたの肉体を
蝕み続けてきた結果なのです。

年齢を重ねて回復力が衰えた今になって、
いよいよ問題が表面化してきています。

本書はあなたに、**正しい体の使い方**をお伝えします。
余計な負担から解放されたあなたの肉体は、
硬直をほどき、損傷を回復させるでしょう。

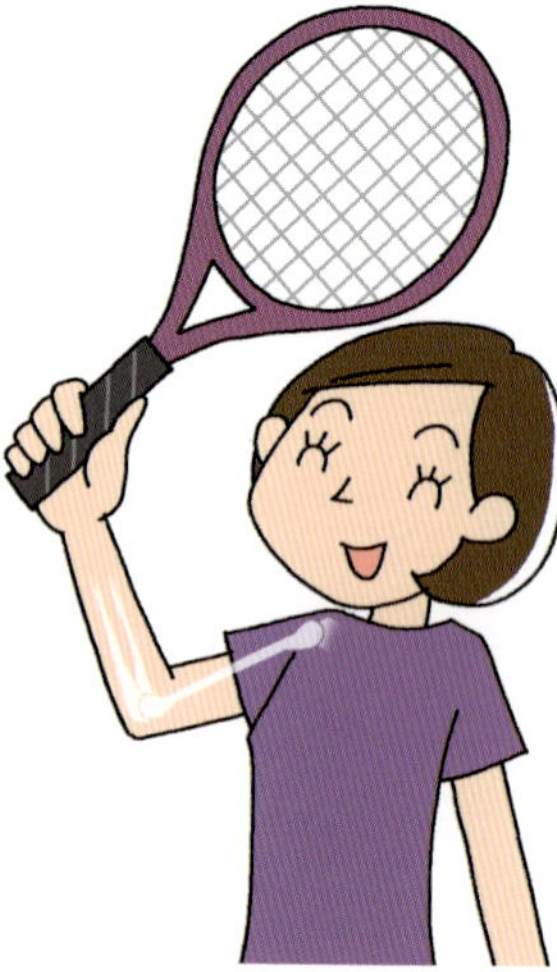

無理な運動や食事制限もなく、
若いころの肉体を
取り戻したかのように
動けるようになります。

一番身近だからこそ、酷使してきた自分の体。

体の仕組みを知り、
ほんのちょっと意識を変える、
ほんのちょっと体の使い方を変える。

そこには、生まれて初めての経験があります。
ぜひ、ご自身の体で実感してみてください！

一義流気功治療院院長　小池義孝

もくじ

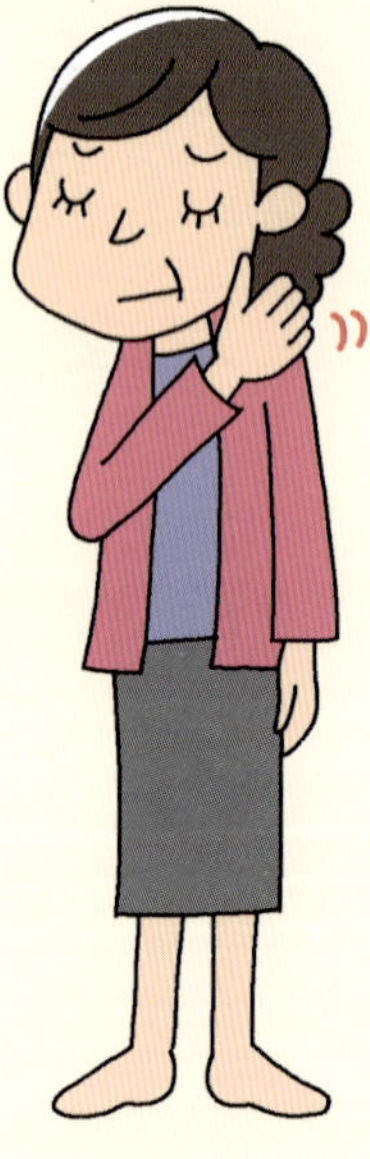

2章 症状別！ 体の使い方ビフォー・アフター

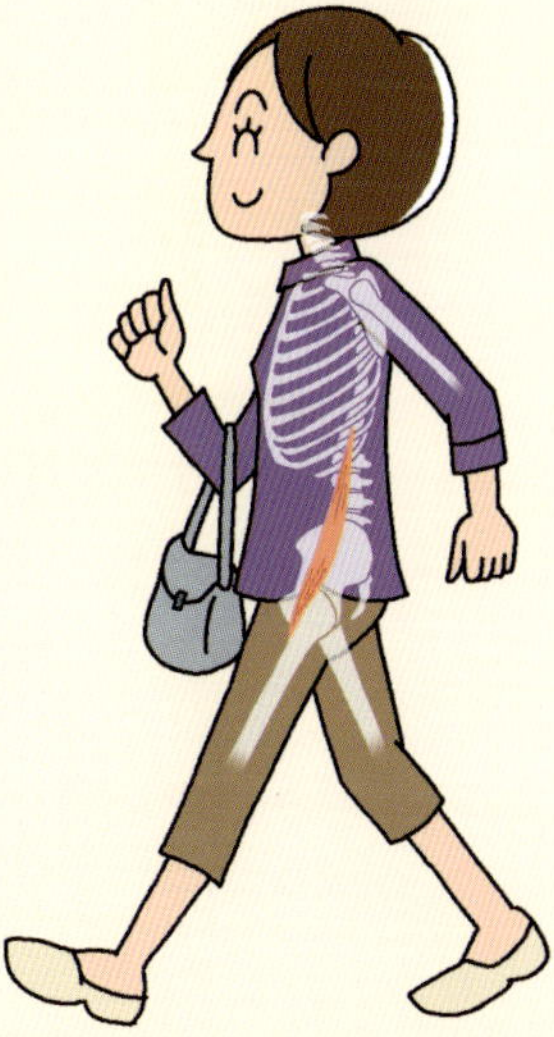

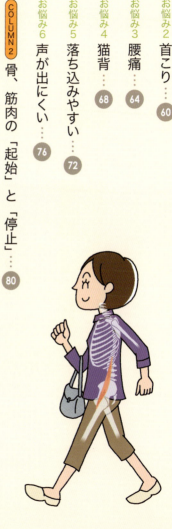

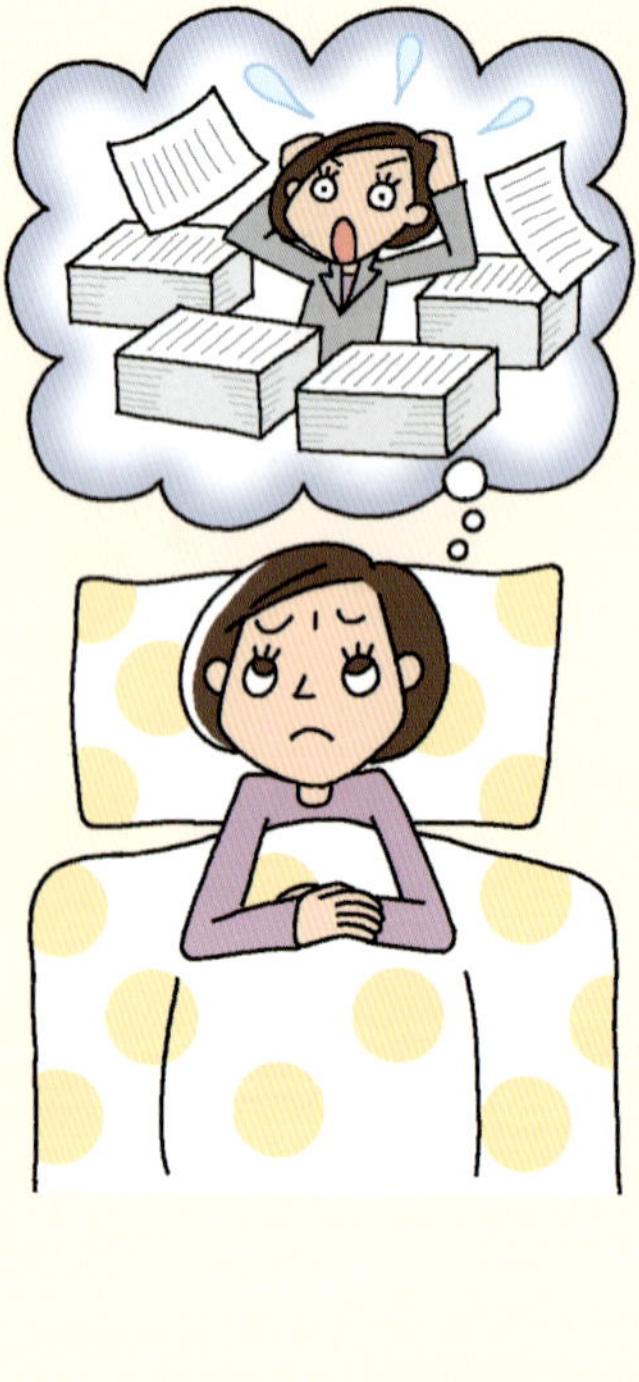

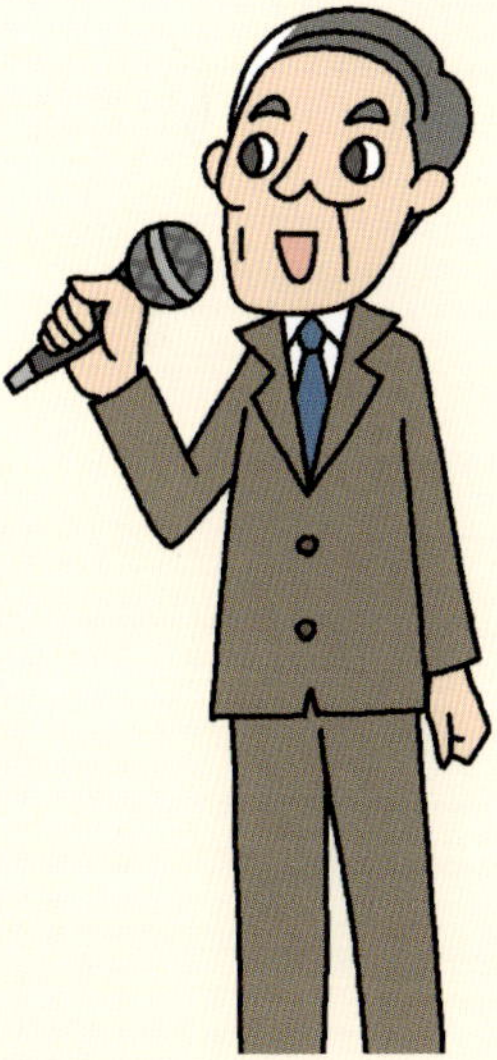

年を重ねると感じる
体の疲れ・痛みの原因

加齢による筋肉の硬直、血行不良など

＋

間違った体の使い方による
筋肉の硬直、可動域の縮小など

体の使い方の
意識を変える！

体を正しく使えるようになり、
動きがスムーズになる

痛みやこり、
疲労に
悩まない体になる！

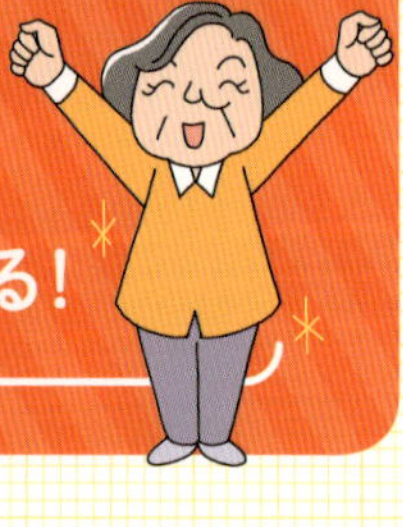

1章

知れば知るほど疲れない！痛めない！体のヒミツ

意識するだけで疲れない、痛まない体を手に入れる。
まずは、体について知りましょう。

疲れや痛みの原因は、体の使い方にあった！

40代以降になると、「体がだるい」「疲れやすい」「体のあちこちに痛みがある」と訴える方が多くなります。50代、60代、70代、80代と年齢を重ねるほど、どこかが悪くて当たり前です。確かに年齢と共に、筋肉量は落ち、硬くなっていきます。

しかし、そればかりが原因ではありません。ポイントは「体の使い方」にあります。若いうちは、間違った体の使い方をしていても、筋肉量と柔軟性によってカバーされてきました。本人はこれっぽっちも、自分の体の使い方が間違っているなんて思いもしません。そもそも体の使い方という意識を持った経験すらないでしょう。

けれども**間違った体の使い方は、ジワジワと肉体に負担をかけ続けます。負担と回復とのバランスが悪くなってきて、こっそりと静かに体を追い込んでいくのです。**気付けば体のあちこちが傷んで辛くなり、疲れやだるさにもつながっていきます。痛いから、だるいからあまり動きたくないと運動量が落ちてしまったら、完全に悪循環に入ります。

間違った体の使い方によって
負担が蓄積される！

- 腕は肩から動かしている→肩こりの原因に
- 常に姿勢が前屈みになっている→背中の負担、血行不良に
- あごを上下に動かしている→あごの痛みに
- 股関節で歩いている→筋肉が衰えがちに

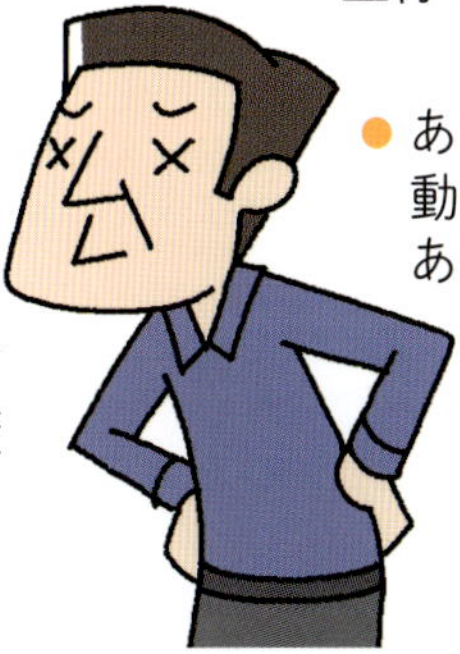

加齢によって負担が表面化

若いころ

筋肉の量と柔軟性で
体はカバーされる！

年を重ねると

回復が追いつかず
疲れや痛みを招く！

体のヒミツ

間違った体の使い方＝ジワジワと体に負担をかけている状態。
年齢とともにダメージが大きくなる。

年を取ると……

どんどん疲れやすくなる体の仕組み

加齢によって、筋肉は硬くなる傾向にあります。30代半ばあたりから、子供のころは軽々とできたラジオ体操が思うようにできなくなるなど、実感する機会が増えます。

筋肉は伸び縮みをして働いており、柔軟なほど耐久性に優れます。運動の前にストレッチを行うのは、もちろん運動のパフォーマンスを上げるという意味もありますが、耐久性を上げてケガをしにくくするためです。

日常生活でも、硬くなった筋肉で動いていると、負担が強くかかります。全身の血行とリンパの流れが悪くなって、疲労の回復も滞ります。こういった状態で間違った体の使い方をしていると、さらに負担が増します。若かったときには、多少の使い方の間違いは、筋肉の柔軟さがクッションになってカバーされてきました。しかし、加齢により全身の筋肉が硬くなるにつれて、間違った使い方による負荷を吸収しきれなくなってきます。

負荷のかかった筋肉は疲労して硬くなり、負の連鎖によって、どんどん疲れやすい体になっていくのです。

負荷のかかった筋肉は
負の連鎖を起こす

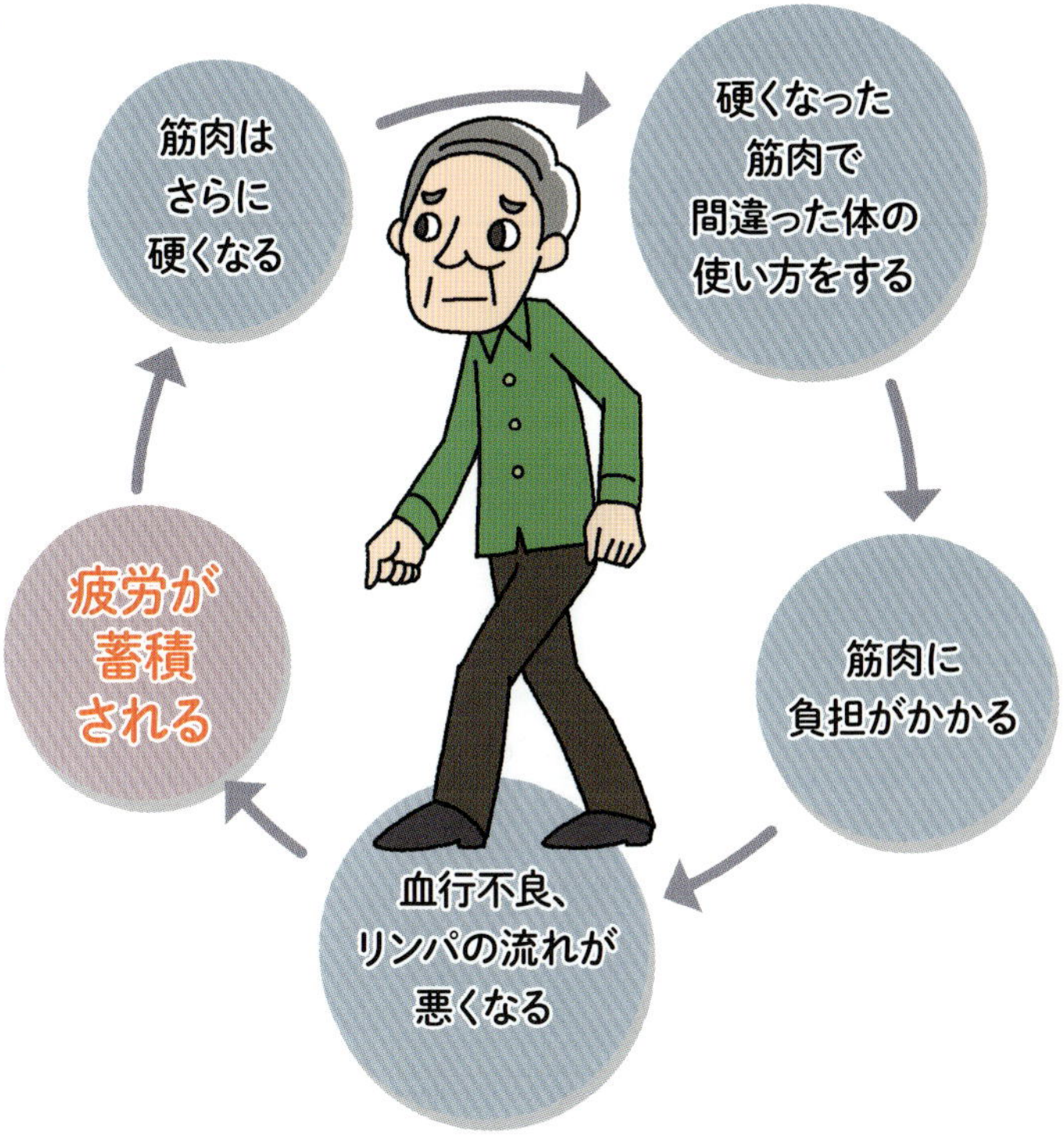
硬くなった筋肉で間違った体の使い方をする
筋肉に負担がかかる
血行不良、リンパの流れが悪くなる
疲労が蓄積される
筋肉はさらに硬くなる

体のヒミツ

間違った体の使い方は、筋肉に負担。血行不良、疲労蓄積がすすみ、負のループになる。

年を取ると……

どんどん痛みが出てくる体の仕組み

体に痛みが出る原因は、主に2種類です。**筋肉が硬直しているか、筋肉を傷めて炎症を起こしているか**のどちらかに分けられます。

筋肉の硬直とは、いわゆる「こり」です。筋肉にこりが生じると、詰まる、重い、といった不快感を覚えます。こりが進行すると、その感覚が次第に痛みへと変わっていきます。血行不良、酸素不足に陥った筋肉が、痛みを引き起こす物質を発生させるからです。

また、過度な負担がかかって損傷した筋肉には、修復反応として炎症が起こります。炎症によっても、痛みを引き起こす物質が発生するのです。

間違った体の使い方をしていると、特定の筋肉に負担をかけます。それが硬直の原因になり、痛みにつながります。硬直した筋肉は耐久性が低くなるので、損傷しやすくなります。そして損傷した場所では、炎症が起こります。

年齢を重ねて筋肉が硬くなってくると、**間違った体の使い方によるダメージが深刻化するのです。**

年をとると

痛みが出てくるのはなぜ？

間違った体の使い方

筋肉のこり

筋肉の損傷

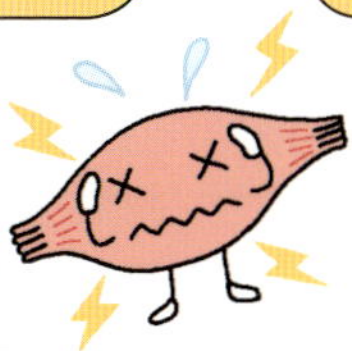

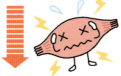

血行不良
筋肉の酸素不足

修復反応で
炎症が起こる

痛みを引き起こす物質が発生！

回復が追いつかず
どんどん痛みが出る！

体のヒミツ

間違った体の使い方で筋肉のこりと損傷が生じ、痛みが出てくる。

年齢や体質に左右されずに、疲れない、痛めない体はつくれる！

加齢によって、なぜ人は疲れやすくなり、慢性的な痛みを抱えやすくなるのか、原因がわかると解決策も明らかになります。

結論を言えば、筋肉の過度な硬直を防げば良いのです。**血行とリンパの流れが良ければ、疲労は速やかに回復されます。**硬直がなければこりによる痛みは起こりませんし、通常の動作で筋肉が損傷することもありません。

ただ現実として、加齢によって筋肉量は減り、硬くもなります。足し算、引き算として考えると、避けられない引き算の部分もあります。しかし余計な引き算を減らして、足し算の部分を加えてあげるなら、合計ではプラスにだってできます。

中年期を過ぎて、高年期に入っても、疲れない、痛めない体はつくれるのです！ ただ、脅かすわけではないですが、大きな引き算を続けてしまうと、まったく逆の未来が待っています。そこでポイントとなるのが、これからお伝えする「姿勢」「大腰筋」「呼吸」です。本書を参考にしていただき、元気で健康な肉体を手に入れてください。

引き算を減らして足し算を増やし
筋肉の硬直を防ぐ

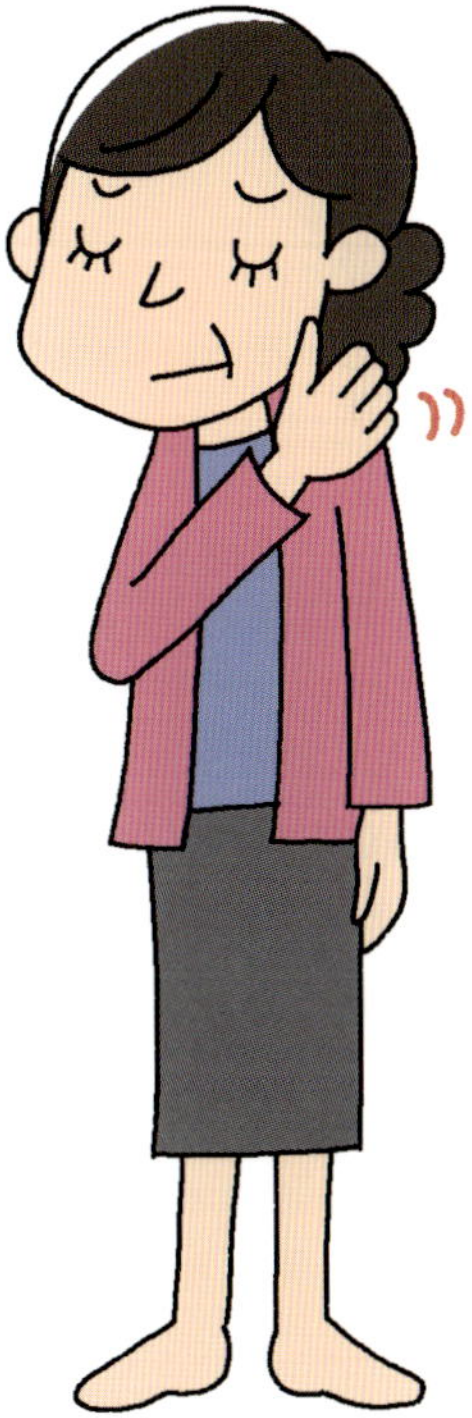

－引き算

- 加齢による筋肉の硬直
- 筋肉量の低下
- 間違った体の使い方

＋足し算

- 正しい体のイメージ
- 正しい体の使い方
- 体を冷やさず血行とリンパの流れを促す

体のヒミツ

健康な体をつくるには筋肉の硬直を防ぐことが大切。そのために今からできることは「体の正しい使い方」。

疲れない、痛めない体をつくるポイント「姿勢」

姿勢とは、その人のニュートラルポジション（元の姿勢）です。人は状況に応じて、しゃがんだり、屈んだり、振り向いたりといったさまざまな体勢を取りますが、ニュートラルポジションとは、**特に何をしている訳でもない状態のこと。そのときに、自然と体がどんな体勢になっているのか**が重要です。

人の動作は、「目的に応じて動く→ニュートラルポジションに戻る」の繰り返しです。例えば何かを拾おうと屈むと、その一瞬で筋肉に強い負荷がかかります。ニュートラルポジションに戻ると負荷から解放されて、筋肉が回復します。

そのため**姿勢で重要なのは、筋肉にかかる負荷が小さいこと**です。しかし姿勢が悪いと、首、背中、腰などに負荷がかかりっ放しになります。重い頭をほぼ背面の筋肉だけで、支え続けなければいけないからです。

動作で強い負荷がかかり、ニュートラルポジションに戻っても休まらないとしたら、どうでしょう。筋肉疲労の積み重ねがジワジワと体を蝕むのは、想像に難しくありません。

正しい姿勢（ニュートラルポジション）に戻し、負荷を減らす

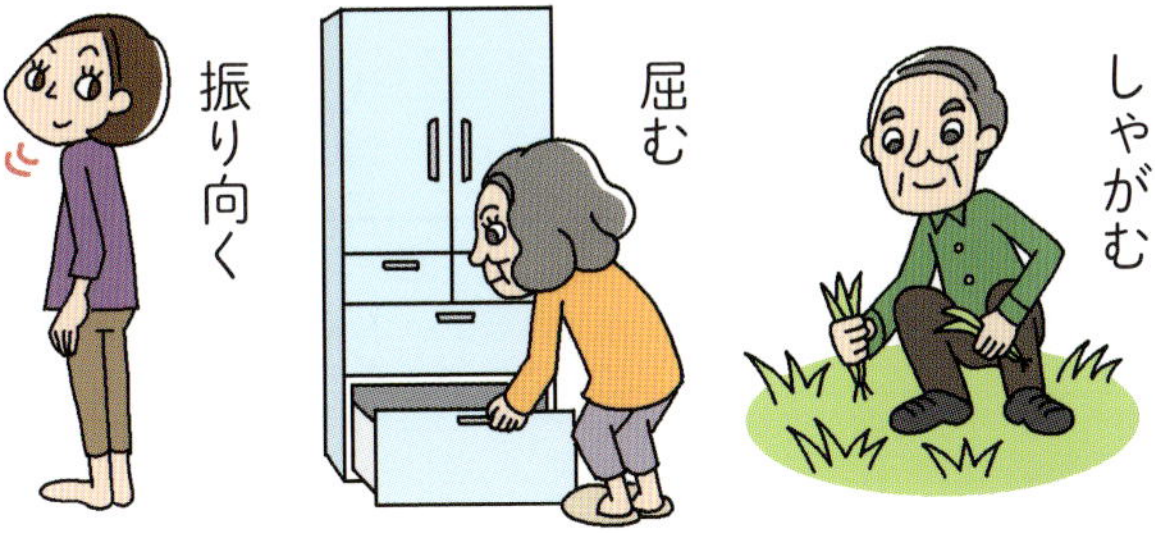

繰り返し

ニュートラルポジション

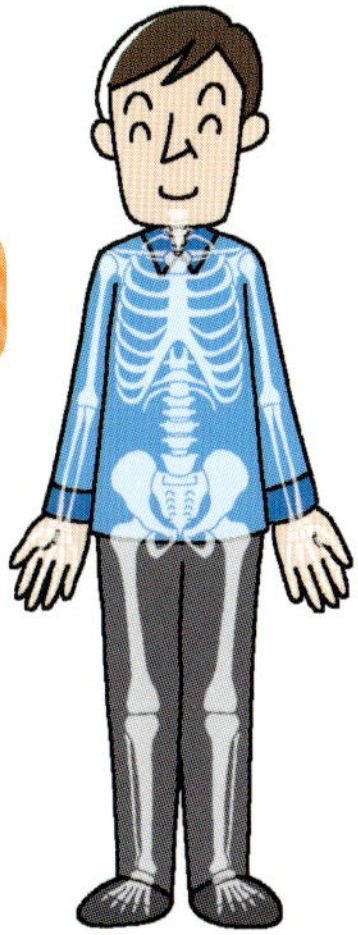

- 腰（骨盤）が立っている
- 頭が前に出ていない
- 力が入っていない状態で自然に立てる
- 背中がまっすぐになる

体のヒミツ

ニュートラルポジションになったとき、筋肉に負荷がかからない状態になっているかが重要。

姿勢の秘密 その1

私たちは立てているつもりで立てていない

皆さんは、「立ち方」を教わった経験がありますか？ おそらくほとんどの方は、赤ちゃんのころに自力で立ち上がって以来、独学で立ち続けていると思います。

人類は、直立を基本にした二足歩行を手に入れました。実はこの進化は、かなり難しい課題を乗り越えて成し遂げられたものです。約5キロほどの重い頭を背骨の上に乗せて動くのですから、そのバランス調整は至難を極めたでしょう。ただ「二本の足で立っていられる」というだけで、すごいことなのです。

正しい立ち方は、重い頭をどう支えたら負担が少ないか、に尽きます。その意味では、多くの人が正しく立てていません。つま先に向けて幅が広くなっている足裏の形を考えれば、「真ん中～少し指先側」のところに重心を置きたくなります。そこがいかにも安定しそうです。

しかしその場所は、直立して横から見た場合、体の中心線よりも前にズレています。その無自覚のズレが、姿勢を悪くする元凶になるのです。

実は正しく立てていない?!

重い頭どう支えていますか？

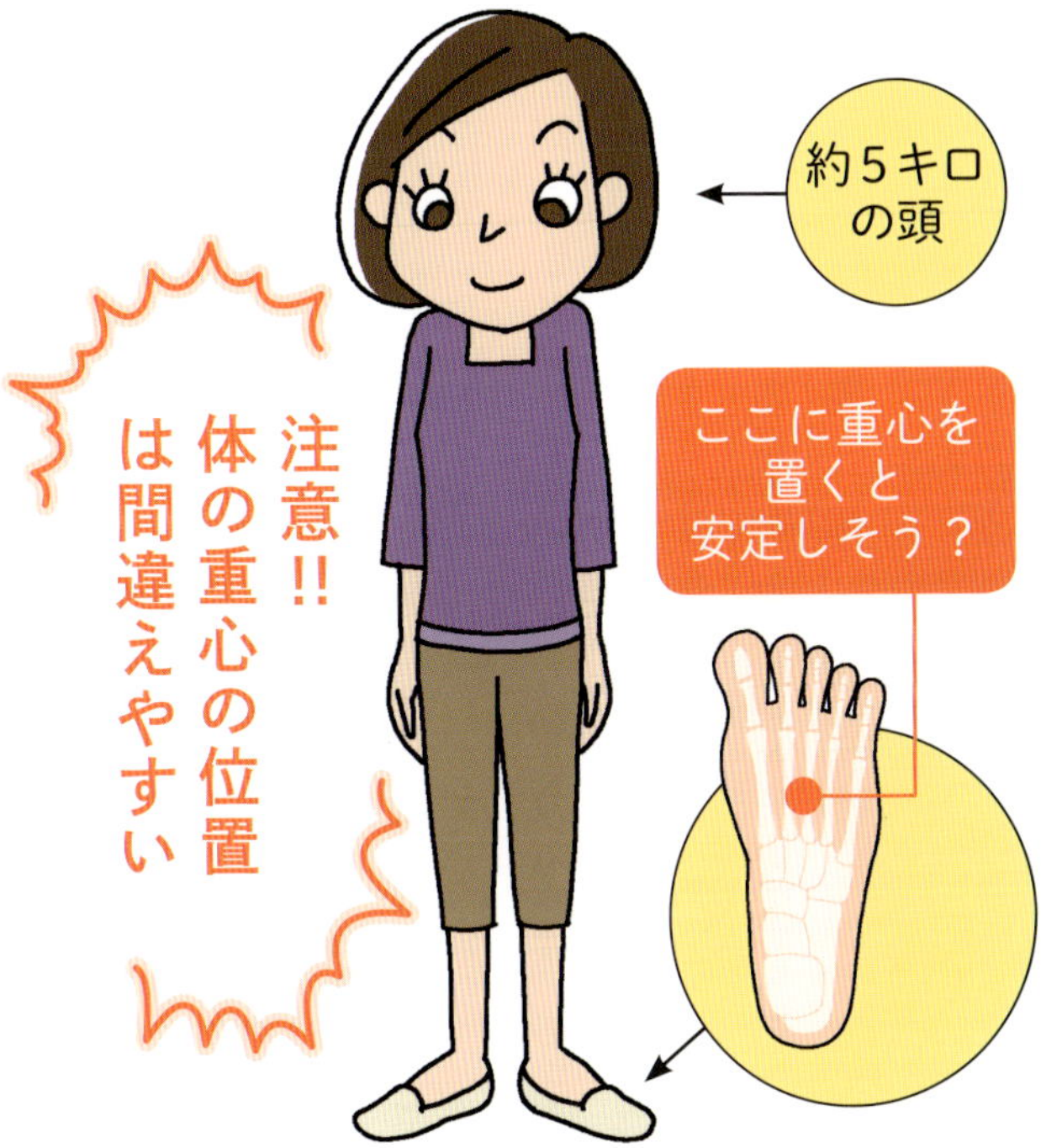
約5キロの頭
ここに重心を置くと安定しそう？
注意!!
体の重心の位置は間違えやすい

体のヒミツ

体の重心が無自覚にズレていることも。姿勢が悪くなり、疲れやすく、痛みやすい体をつくることに！

姿勢の秘密 その2

重心をとらえた正しい立ち方

足の裏の重心の位置が前にズレると、そのままでは前方につんのめる体勢になります。そのため腰を後ろに引いて、バランスを取ります。前方に倒れようとする力に、後方に倒れようとする力を合わせて吊り合わせるのです。この状態で力を抜くと、背中は前屈みに。つまり、猫背になります。

正しい立ち方をするためには、その根本を正します。**足の裏の体重を乗せる位置を、体の中心線に移すのです。**

するとすねの太い骨、脛骨《けいこつ》の上に乗っかるようになります。この重心で立てば、太く丈夫な骨が体重を支えてくれます。重い頭も、背骨、骨盤、大腿骨、脛骨と骨格に支えられて、筋肉への負担も少なくてすむのです。

重心の場所は、感覚的には、かかとの少し前あたりです。一点に体重を乗せる意識ではなく、その点を中心に足の裏を広く使って立つイメージをすると上手くいきます。重心位置が決まると、体全体の力が抜けるようになります。力を抜いて立つというのは、ちょっと驚きの新感覚です。

筋肉の負担が少ない

正しい立ち方

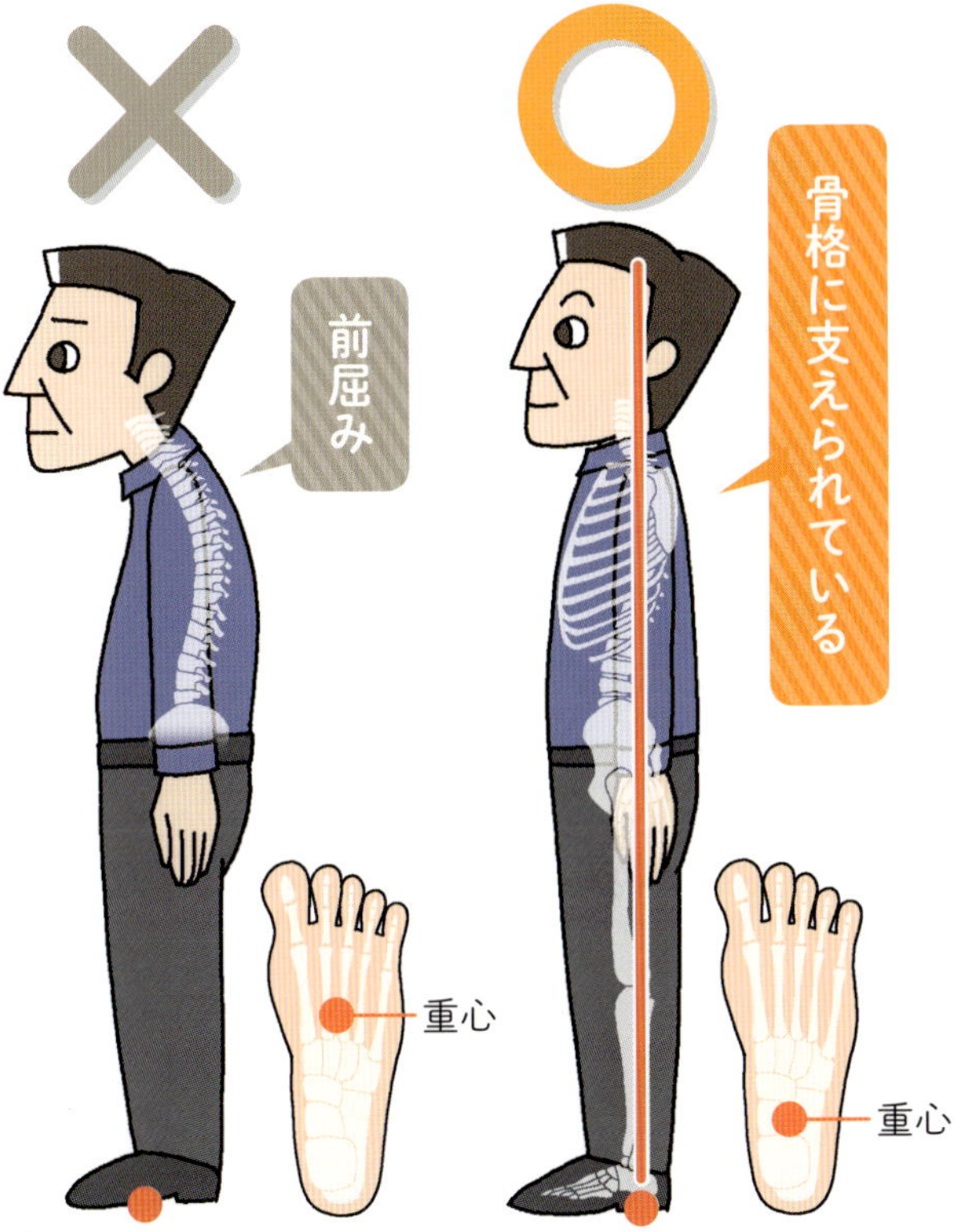

体のヒミツ

重心の位置をとらえると、太く丈夫な骨で体重を支えられる＝筋肉への負担を減らすことができる。

姿勢の秘密 その3

坐《ざ》骨《こつ》を安定させる正しい座り方

座る姿勢も、考え方の基本は同じです（ここでは椅子に座り、背もたれにはもたれずに座ることを前提にしています）。

左ページの坐骨の絵をご覧ください。後ろ側が広くなって、カタカナの「ハ」のようになっています。坐骨のどこに体重を乗せたら、安定するでしょうか。それは、**八の字の広い所**です。

骨盤を立てて坐骨の広い所に体重を乗せると、背骨をスッと伸ばせます。重い頭も背骨の上でバランスが取れて、首、背中、腰への負担が少なくなります。

正しい場所は、徐々に坐骨の重心を後ろに下げながら探します。これを難しいという人も多いのですが、大抵、正しい場所よりも前に想定をしています。

ただ座りながらの作業では、どうしても上半身が前屈みになります。無理に良い姿勢を維持する必要はありませんが、度々、ニュートラルポジションに戻って負担を軽くしましょう。パソコンを使う作業は、モニターの位置を上げるなど工夫しましょう。

骨盤を立てる
正しい座り方

坐骨

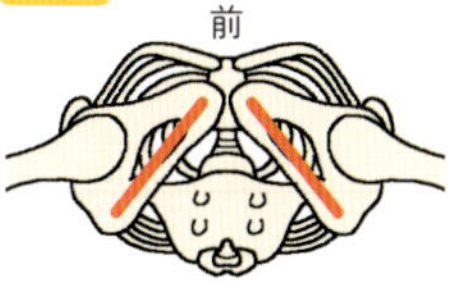

坐骨をイメージして、安定する位置を見つけましょう。

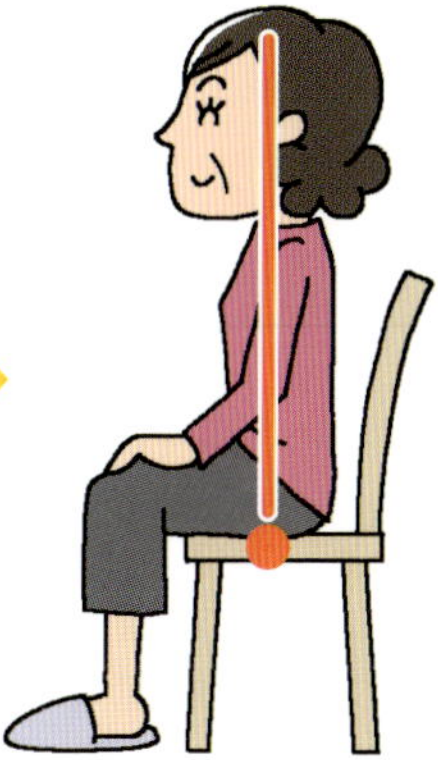

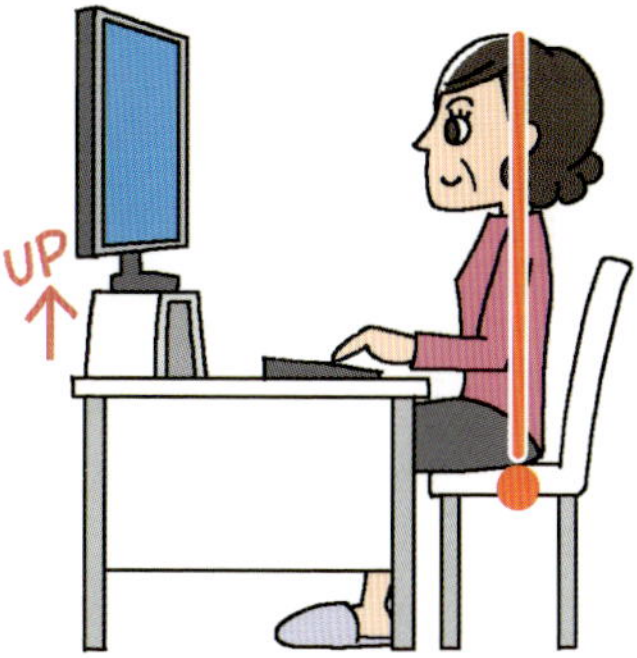

前屈みの姿勢は、倒れそうになる上半身を筋肉で支えるので、実はかなりの負担。パソコンのモニターを上げて、背筋がまっすぐになるようにし、負担を減らしましょう。

体のヒミツ

ハの字の坐骨のどこに体重を乗せるかが、重たい頭を上手く支えられるコツ。

姿勢の秘密 その4

正しい姿勢で心身の疲れや痛みもとれる

　正しい姿勢とは、お伝えした通り肉体の構造上で無理のない、負担の少ないニュートラルポジションのことです。

　ニュートラルポジションから離れたとき、特定の筋肉や関節に強い負担がかかります。**しかし元の正しい姿勢に戻れば、負担から解放され、筋肉疲労は回復します。**人の活動は、この繰り返しなのです（26ページ）。

　もし、ニュートラルポジションに誤りがあり、負担が強くなっていたらどうでしょうか。ただ普通に立っているだけ、座っているだけでも、筋肉疲労が蓄積されていきます。回復どころか、逆に静かに肉体を蝕むのです。

　ここまでで、なぜ正しい姿勢が体の疲れや痛みを取るのかを、大枠で理解していただけたと思います。一方、心は体と違って、実は疲れません。**心が疲れたと感じるのは、体の状態によるものです。**神経が張り詰めていると、肉体にも力が入って筋肉も硬まります。するとその感覚で、心が疲れたと感じるのです。肉体が疲れなければ、その分、心もタフになるということです。

正しい姿勢でいると

心も元気でいられる

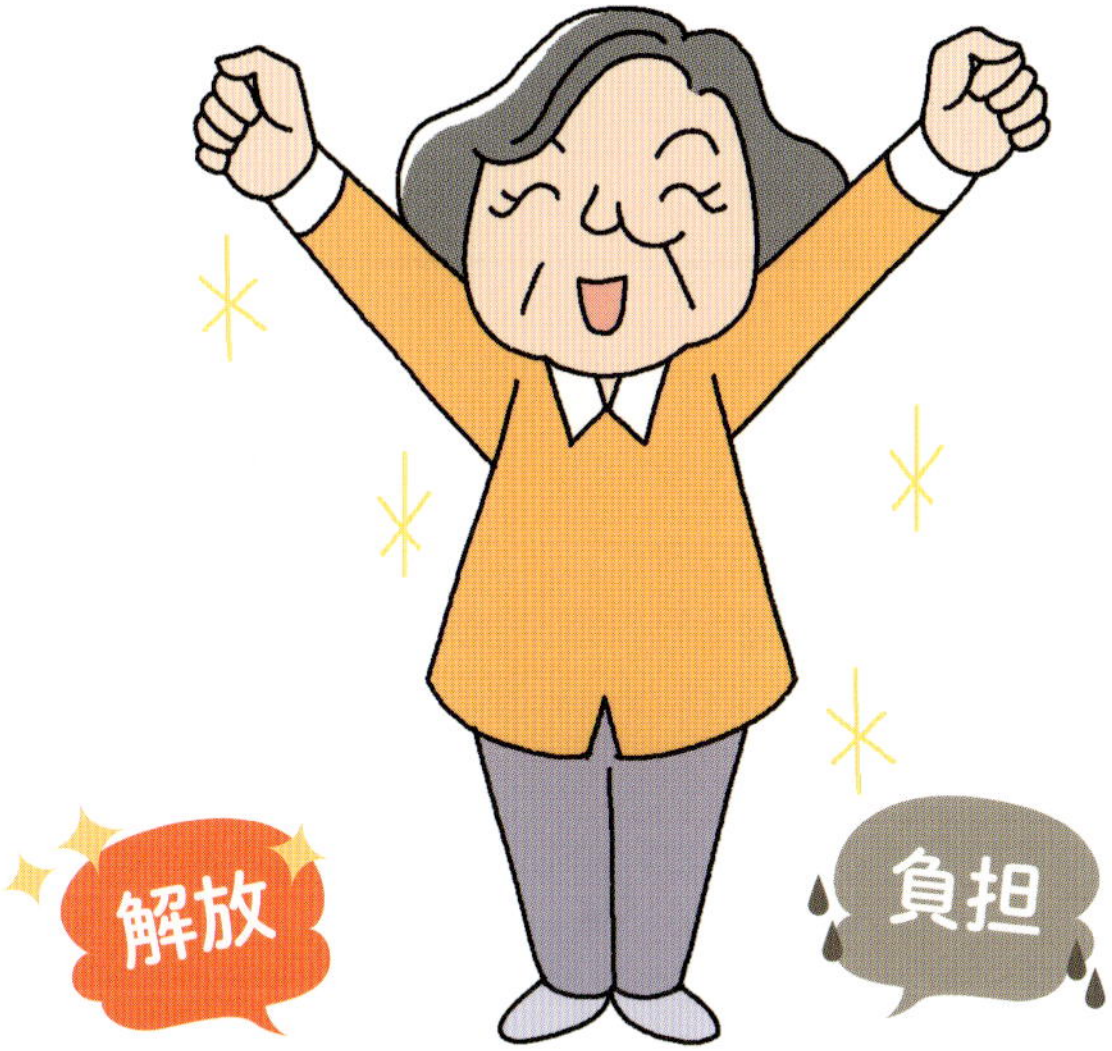

筋肉、関節の
負担から解放
↓
心の張り詰め
からの解放

筋肉疲労の蓄積
↓
心の張り詰め

体のヒミツ

ニュートラルポジション（正しい姿勢）に常に戻ることができれば体が疲れず、結果心も疲れない。

疲れない、痛めない体をつくるポイント「大腰筋」

ここからは、主に歩く際に意識したい「大腰筋」についてお話します。皆さんも、インナーマッスルという言葉を見聞きした経験があると思います。「大腰筋」はその代表格となる筋肉です。左の絵をご覧になれば、何も知識がなくても、とても重要である印象を持たれるでしょう。**上半身と下半身をつなぐ、唯一の大きな筋肉だからです。**

もし、大腰筋が弱くなったら、どうなるでしょうか？　肉体を内側から支えられずに、不安定になります。その状態は、周囲の筋肉により強い負担をかけるため、腰痛などの直接的な原因にもなります。足を前に出すのがおぼつかなくなり、転倒しやすくなります。そのため高齢者向けの一部の施設では、転倒防止のために大腰筋を鍛えるエクササイズを取り入れています。

また、大腰筋は東洋医学でいう気の流れ、経絡の一種の腎経《じんけい》に深い関わりがあります。腎は心身のバイタリティを司り、弱ければ元気と活力が失われます。大腰筋の充実は、腎の充実にもつながるのです。

上半身と下半身をつなぎ、
体を支える「大腰筋」

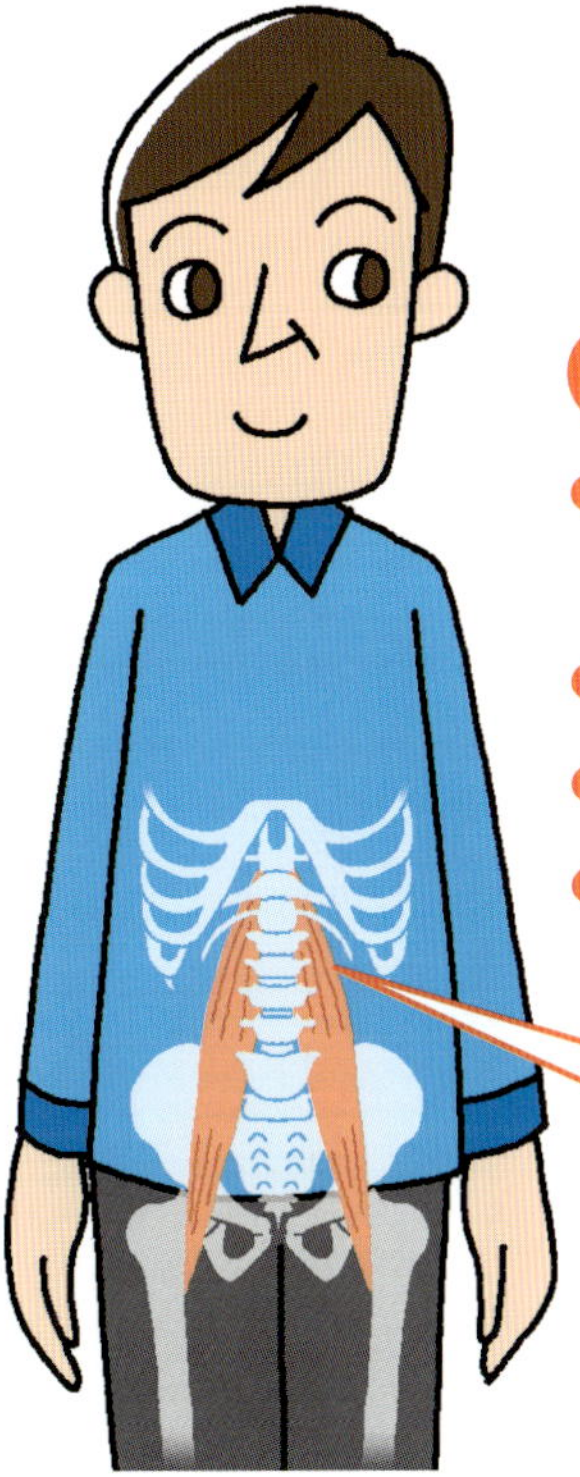

弱くなると……

- 前屈みになり、首や肩がこる
- 猫背になる
- 腰痛になる
- 転倒しやすくなる

体のヒミツ

腰痛や猫背予防、転倒しないためなど、元気な体を保つには、大腰筋がポイント。

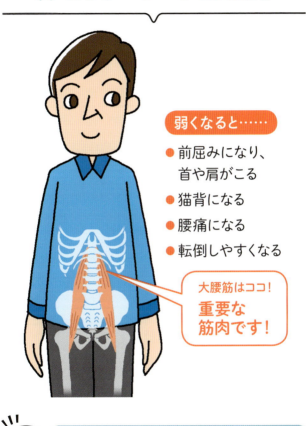

大腰筋の秘密 その1

本来の体の力を取り戻す「大腰筋ウオーキング」とは

「大腰筋ウオーキング」は、私が自信をもっておすすめする健康増進法です。簡単にできる上に、心身への絶大な健康効果があります。

皆さん、足の付け根は左ページの絵のポイントAの股関節のあたりだと思っていませんか？　確かに骨格では、誰がどう見てもそこが足の付け根です。しかし**筋肉では、大腰筋の付け根であるポイントBが足の付け根になります。**

大腰筋は、みぞおちのあたりから始まり、大腿骨の上の内側につながっています。つまり足を前に動かす筋肉を含めて考えると、本当の足の付け根はポイントBになるというわけです。

大腰筋ウオーキングのやり方は、意識のみです。ポイントBを足の付け根だと意識して、そこから足を前に出すようにしてください。背筋が伸びて、一歩一歩が大きくなります。自然と、歩くスピードも速くなります。モデルのように颯爽と歩けるようになり、見た目にもカッコ良くなります。

筋肉でみると足の付け根は
実は、だいぶ上だった！

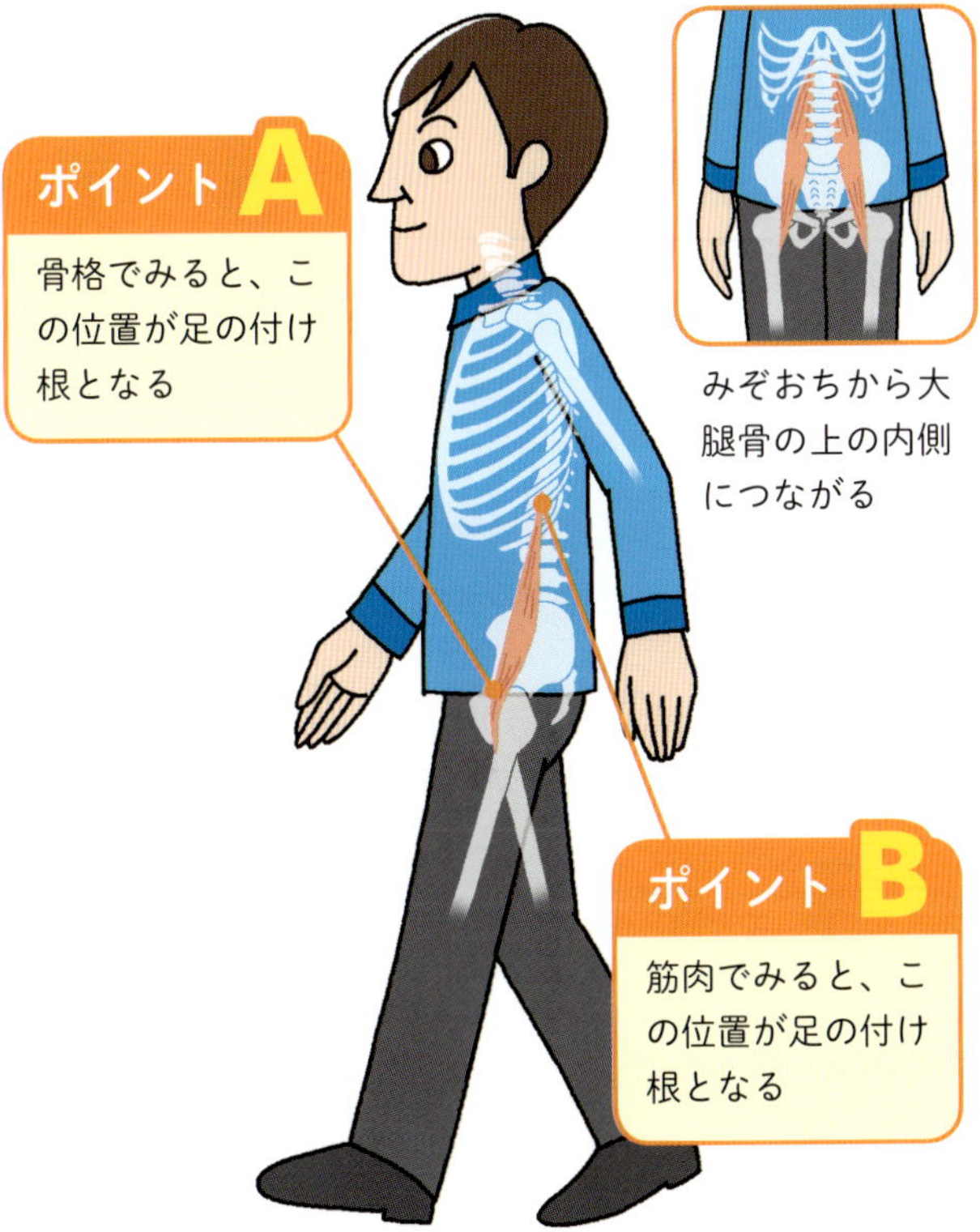
ポイントA
骨格でみると、この位置が足の付け根となる
ポイントB
筋肉でみると、この位置が足の付け根となる

みぞおちから大腿骨の上の内側につながる

体のヒミツ

足の付け根の位置を意識して、足を前に出すのが大腰筋ウオーキング。

大腰筋ウオーキングのやり方

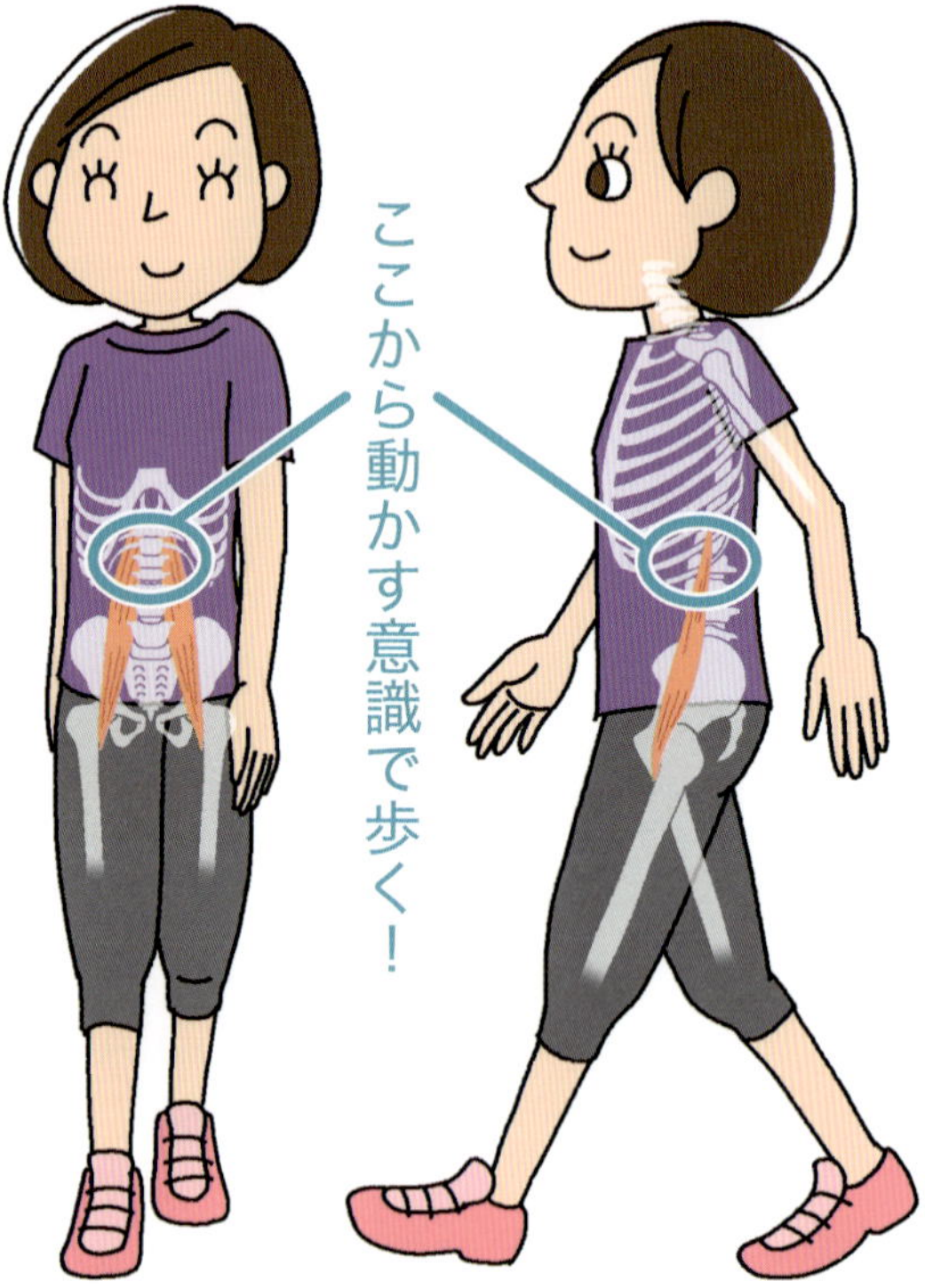

ポイント B

筋肉でみた足の付け根。みぞおちのあたりから、大腰筋は始まります。この位置の背中から足を動かすイメージで

大切なのは
意識すること

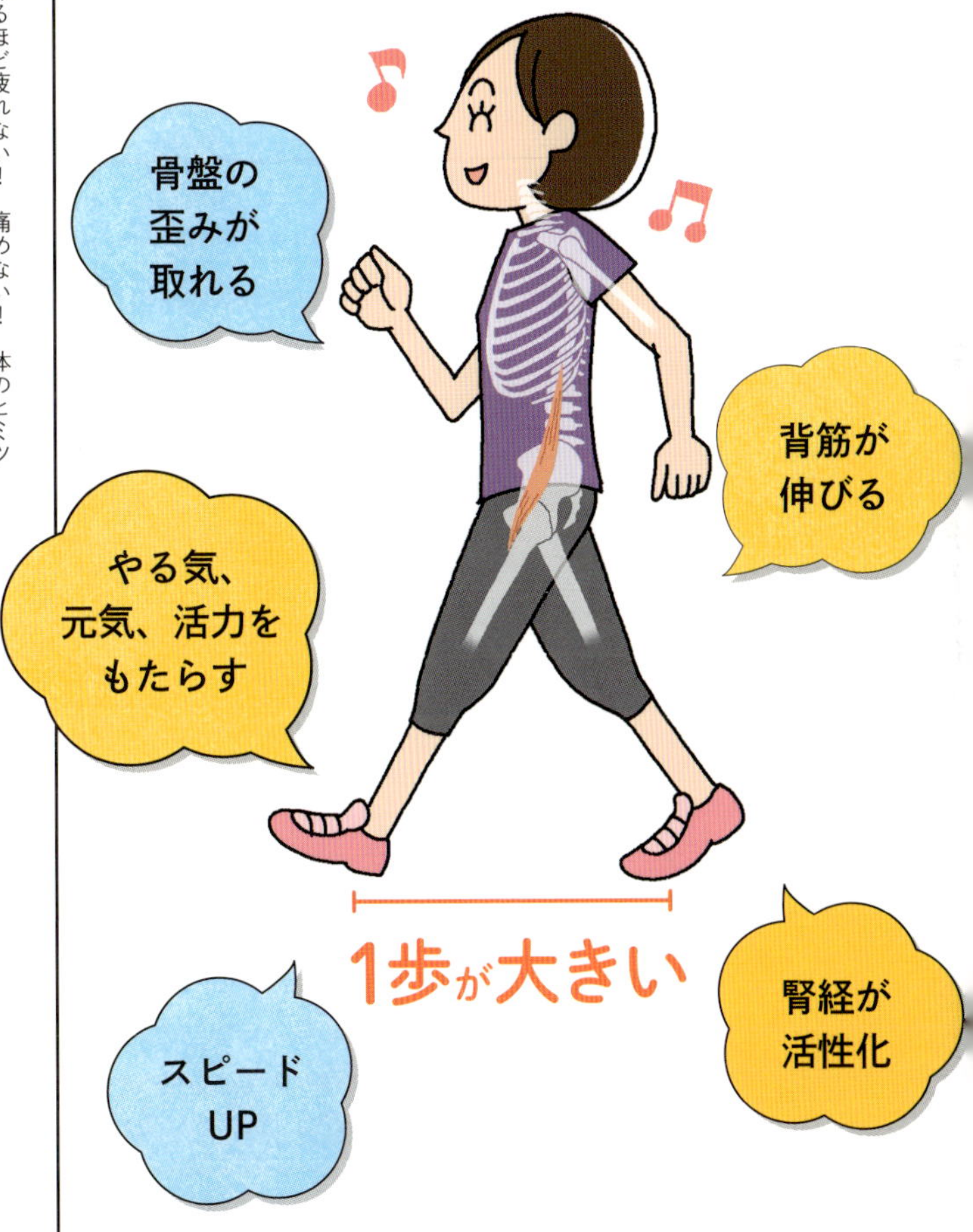
骨盤の歪みが取れる
背筋が伸びる
やる気、元気、活力をもたらす
1歩が大きい
スピードUP
腎経が活性化

大腰筋の秘密 その2

やりがちな股関節ウオーキング

多くの人が無意識でしているのは「大腰筋ウオーキング」ではなく、「股関節ウオーキング」です。ほとんど下半身だけで、運動が成立します。

一方、大腰筋ウオーキングになると、一気に全身運動の要素を強くします。大きな運動負荷がかかり、より良い有酸素運動になります。**全身の血流が良くなると筋肉の硬直がゆるみ、呼吸も深くなります。**

また骨盤が歪んでいる方に大腰筋ウオーキングを指導すると、すぐに改善されます。たった1分程度の歩行でも、ほとんどの場合で効果が見られるのです。というのも、大腰筋を改めて見ていただくと、骨盤の中を通っているのがわかります。大腰筋ウオーキングによって、おのずと骨盤の筋肉も動かされるため、歪みも取れてしまうのです。

骨盤の硬直は、全身の血流の悪さの原因になります。骨盤がゆるむと、ここからも血流の改善につながります。

歩き方を変えるだけで、広範囲で根本的な健康効果があるというわけです。

股関節ウオーキングは
不調の原因をつくる！

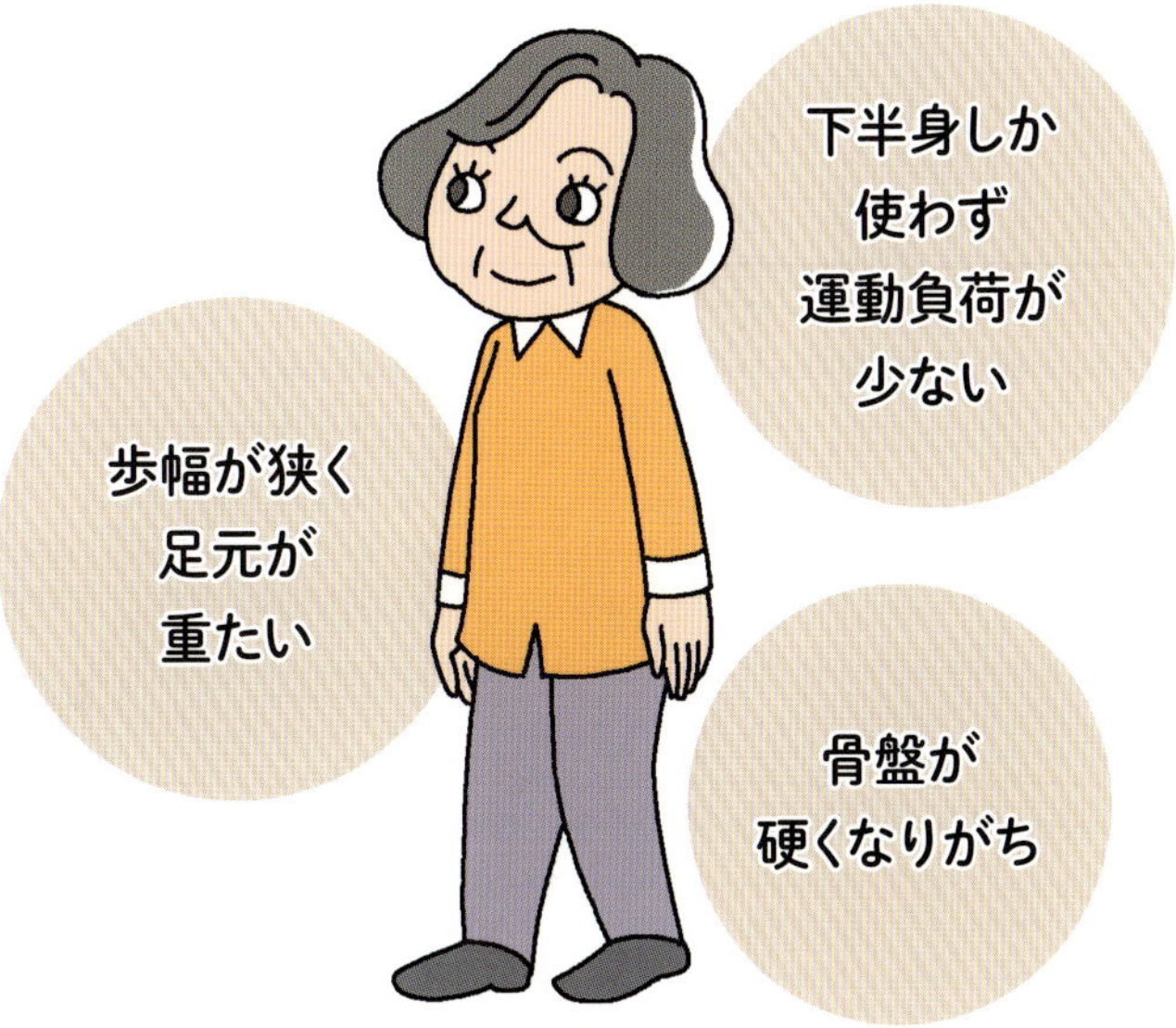
下半身しか
使わず
運動負荷が
少ない
歩幅が狭く
足元が
重たい
骨盤が
硬くなりがち

大腰筋ウオーキングで
全て解決!!

体のヒミツ

股関節ウオーキング→大腰筋ウオーキングで、歪みや血行が改善する。

正しい歩き方が体力をどんどんアップさせる

筋肉が硬くなり、あちこちが痛むようになると、次第に動きがギクシャクしてきます。使える筋肉だけで帳尻を合わせるため、動きが制限されてしまうからです。

歩幅は狭くなり、スピードも落ち、股関節の下だけを動かした、トボトボとした印象になります。省エネと言えば聞こえはいいのですが、それでは筋肉に負荷がかからず、衰えていくのは避けられません。

大腰筋ウオーキングは、全身を連動させたダイナミックな歩き方です。筋肉にも、きちんと負荷がかかって鍛えられます。また自然と背筋が伸びるために、良い姿勢を維持するための筋肉も鍛えられます。

骨盤の硬直、歪みも解消され、全身の血行が促進されます。筋肉の硬直もほどかれ、硬直を未然に防ぐ効果も。そして、全身の筋肉を連動して使えるようになります。

普段から大腰筋ウオーキングを行えば、それだけで体力をどんどんアップさせてくれるというわけです。

体力をアップさせるには?

大腰筋ウオーキングをする

- 全身を連動させたダイナミックな動き
- 筋肉に必要な負荷がかかる
- 背筋が伸びて良い姿勢を保つ筋肉がつく
- 骨盤の硬直、歪みの解消
- 全身の血行促進

体力のアップ

につながる!!

体のヒミツ

正しい歩き方「大腰筋ウオーキング」をすることで、全身の筋肉が連動して体力もアップ!

全身に働きかける「深い呼吸」を意識しよう

最後に意識したいポイントが「呼吸」です。まず普通に、何回か大きく呼吸をしてみてください。呼吸によって、どこがどう膨らんで動いたのかを注意しておいてください。

次に、左ページの絵Aをご覧ください。これがほとんどの人が何となく思い描いている、肺の場所と大きさです。続いて絵Bをご覧ください。こちらが本当の肺の場所と大きさです。**上は鎖骨をわずかに超え、横幅は肋骨いっぱい、後ろ側は背骨にまで広がっています。**

そしてこの大きな肺を意識しながら、何回か大きく呼吸をしてみてください。……いかがでしょうか？　鎖骨あたりも動きますし、背中も大きく膨らんだのではないでしょうか。

たった、これだけで深い呼吸ができたのです。肺は周辺の筋肉を収縮させて動かしていますが、ほとんどの人が実際よりもかなり小さな肺をイメージしています。そのため、小さな肺を動かすための筋肉の動きになっているのです。イメージが訂正されるだけで、呼吸は深くなるというわけです。

本当の肺の位置は
思っているのと違う?!

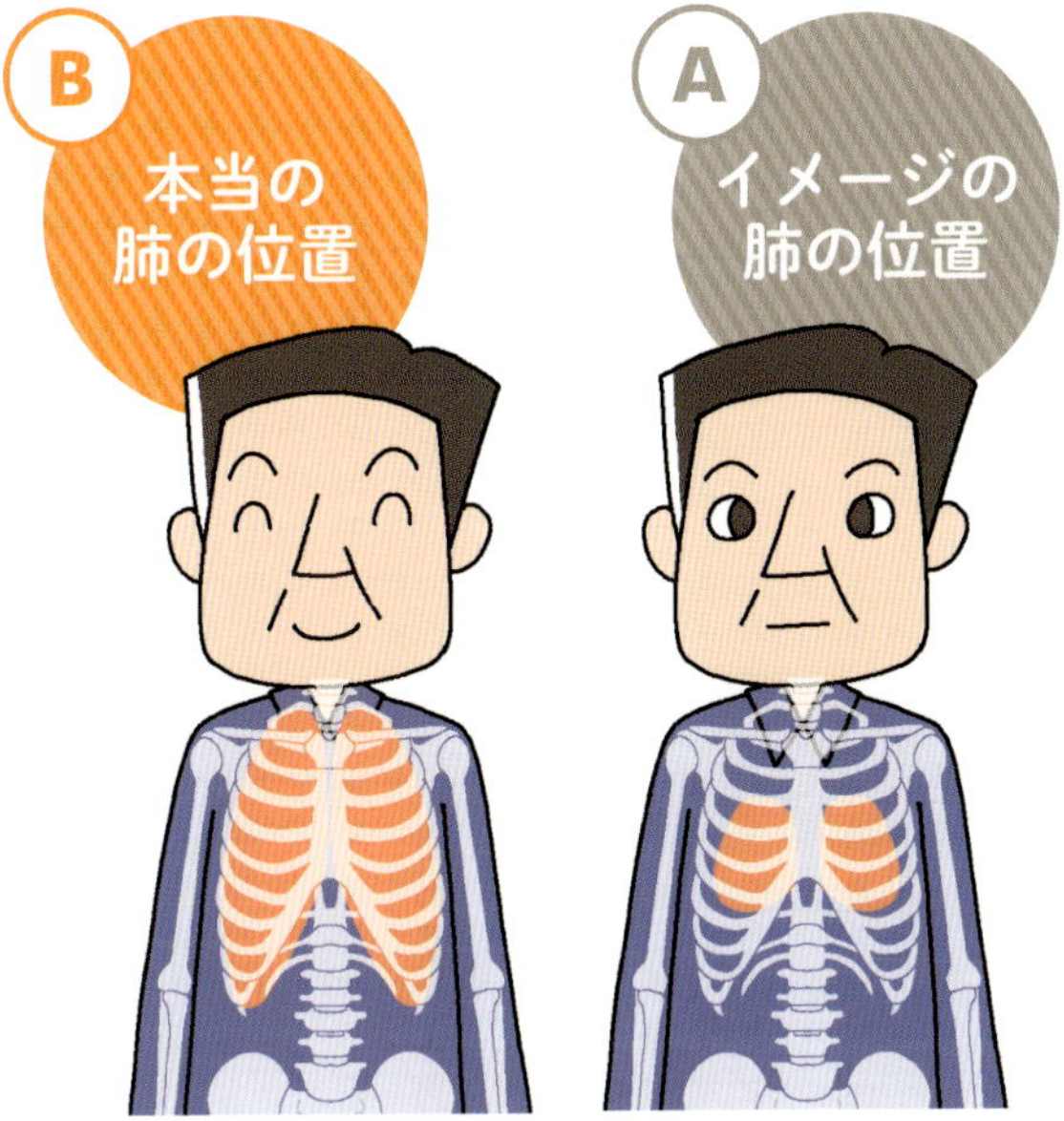

イメージが訂正されるだけで
呼吸は深くなる

体のヒミツ

深い呼吸は鎖骨が動き、背中も大きく膨らむ。筋肉を大きく使い、全身に働きかける。

本当の深い呼吸は「全体呼吸」

「肺の大きさへの意識で、呼吸の深さが変わる」。この事実に驚かれた方も、多いのではないでしょうか。このように、意識して動かせる筋肉は、私たち自身のイメージによって多大な影響を受けています。実はもう一点、呼吸に関してはお伝えすべき要点があります。

胸式呼吸と腹式呼吸について、どのような認識をされているでしょうか？　おそらく多くの人は、胸を膨らませるのが胸式で、お腹を膨らませるのが腹式という認識かと思います。間違いではありませんが、「お腹に空気を入れるのが腹式」と思っているとしたら、それは勘違いです。

空気が入るのは、肺です。お腹、腸ではありません。この勘違いが、腹式呼吸を歪《いびつ》にして苦しくさせます。正しい腹式呼吸は、横隔膜を下げて肺を膨らませます。お腹が出て膨らむのは、内臓が押し出されるからです。

また胸式と腹式とを、同時にも行えます。どちらかを選ぶのではなく、同時に行う「全体呼吸」こそが、本当の深い呼吸です。

胸式と腹式を同時に行う 全体呼吸

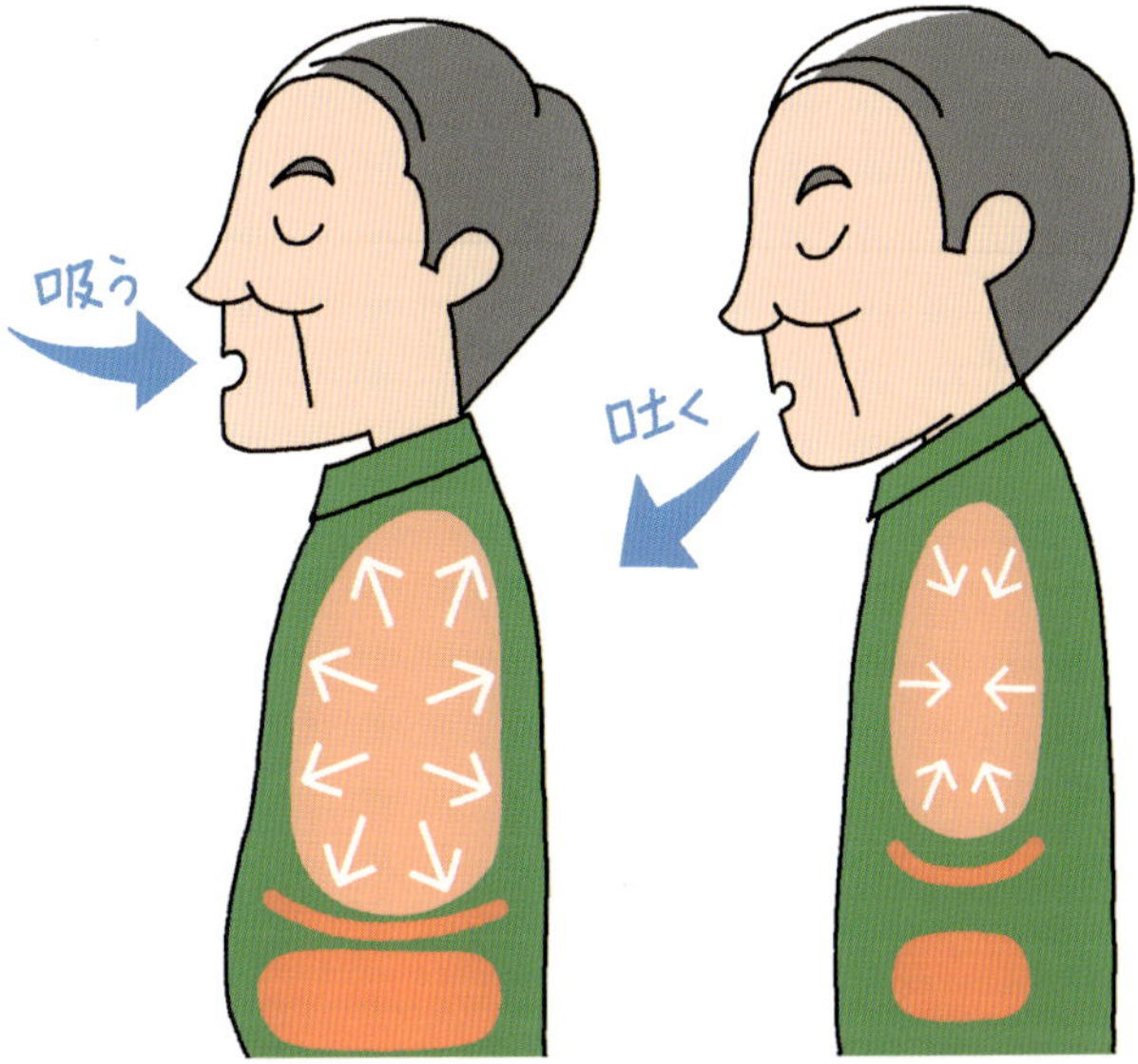

横隔膜を下げて
肺を膨らませる

息を吐くと
横隔膜が上がり、
内臓が元に戻る

体のヒミツ

空気が入るのは、肺。深く空気を吸い込んで、胸式と腹式を同時に行いましょう。

COLUMN 1

体意識を正して、運動能力をアップさせる！

私は以前、かなり熱心に硬式テニスをやっていました。サーブはあまり得意ではなく、無難に入れるのが常でした。あるとき、私は重要なことを思い出します。この後に詳しくお伝えする、腕の付け根のことです。腕の付け根は、肩ではなく肩甲骨です。それを意識して軽く打ったところ、テニス人生で最速のサーブが決まるではな

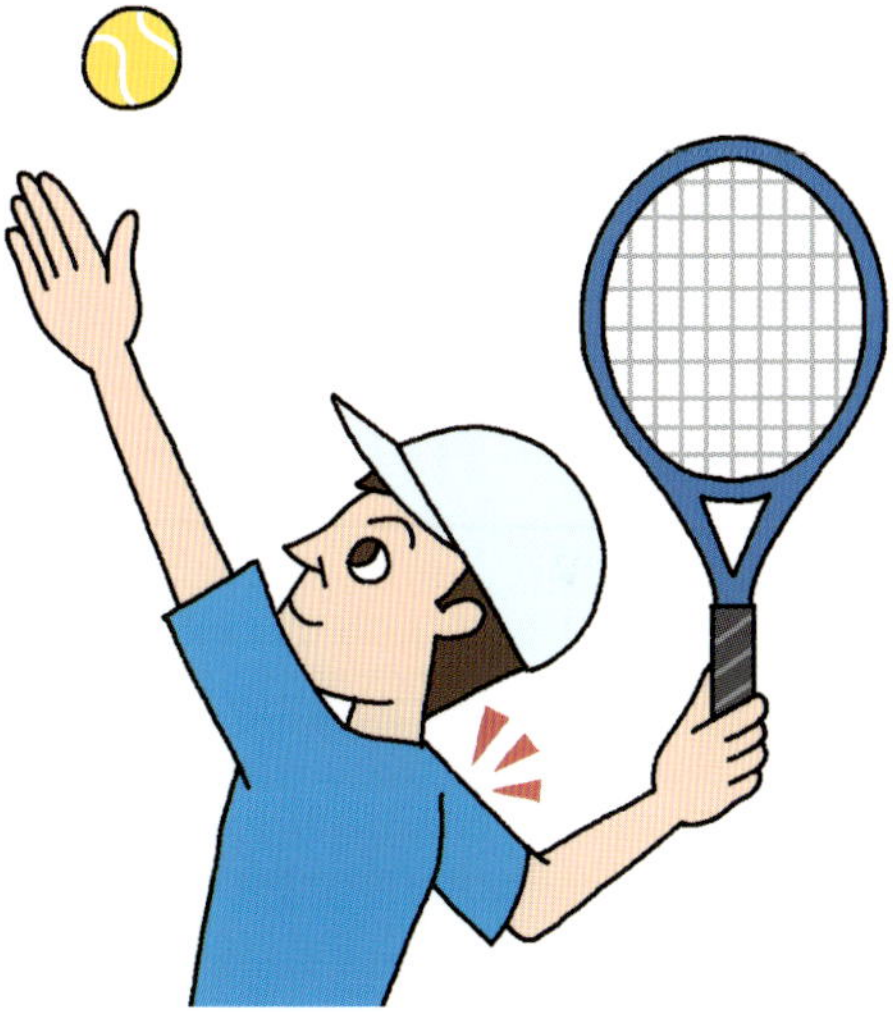

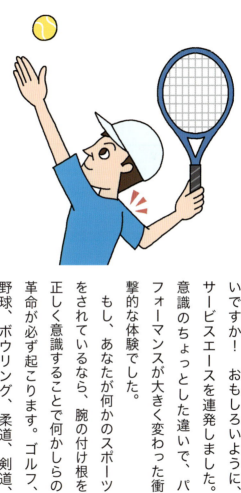

いですか！　おもしろいように、サービスエースを連発しました。意識のちょっとした違いで、パフォーマンスが大きく変わった衝撃的な体験でした。

　もし、あなたが何かのスポーツをされているなら、腕の付け根を正しく意識することで何かしらの革命が必ず起こります。ゴルフ、野球、ボウリング、柔道、剣道、水泳など、意識を変えて試してみてください。

腕の力強さを求められるスポーツも、同じように肩の付け根の意識で変化します。ある元世界チャンピオンのキックボクサーは、パンチのキレのアップを体感したそうです。

フットワークを求められるスポーツであれば、大腰筋の付け根（38ページ）からの動き出しを意識してみてください。フットワークに軽さが出ると同時に、動きと動きとの間に連動性が生まれます。

やはりスポーツは、上手くできると楽しいもの。年を取ると、若いころのパフォーマンスは発揮できなくなりますが「体の使い方」という新境地が開拓されれば、何歳からでも上達は可能です。

2章

症状別！
体の使い方
ビフォー・アフター

疲れや痛みを改善させるには、体の使い方次第。
症状別にまとめました。

なぜこんなにも**疲れてしまう**のか？

若いころに比べて、なぜこんなにも疲れるのか？　重労働をしているわけでもなく、若いころとさほど違う生活を送っているわけでもない。けれども一日の終わりには、体が重く、疲労が濃くなってしまう。多くの人たちが年齢のせいにして、諦めています。

若くて柔軟な筋肉は強い負荷にも耐えられて、回復も早いですが、年齢を重ねることで筋肉は硬くなり、すぐに疲れやすく、回復も鈍くなります。

また染みついた間違った体の使い方によるダメージも、静かに深刻化していきます。偏った負担で硬くなった筋肉は、満足に機能できません。

これらの体への負担は、私たちの身近な症状として現れます。例えば、肩のこり、首のこり、腰痛、猫背などです。**正しい体の使い方によって、これらの症状は緩和し、改善されます。**

そして、**こり、血流の悪さを改善すれば、疲れにくい体、疲れがとれやすい体になる**のです。

正しい体の使い方で
不調は改善される！

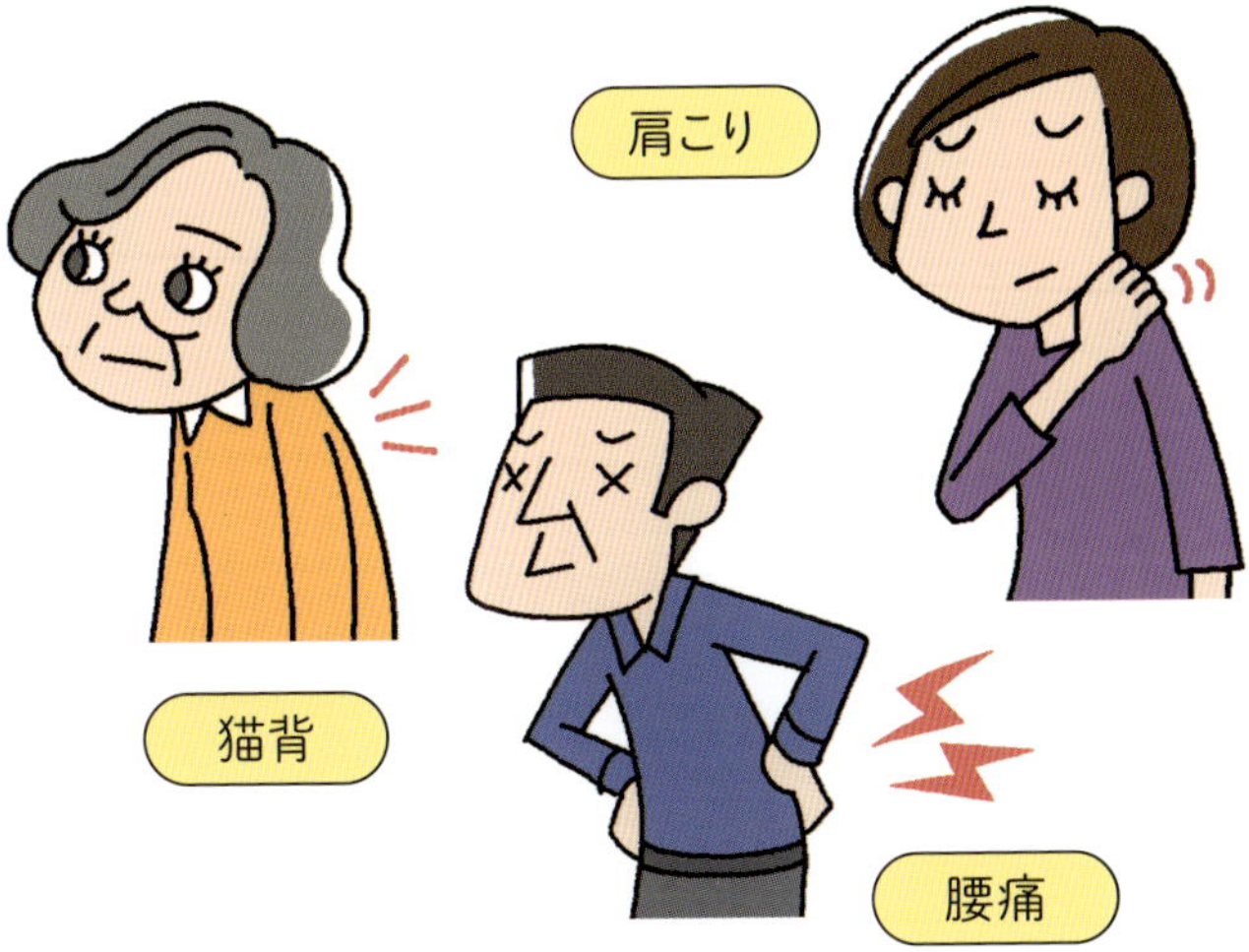

原因は

筋肉のオーバーワーク、こり、血流の悪さ

体のヒミツ

間違った体の使い方を見直し、
正しい体の使い方で症状は緩和される。

体をうまく使えていない…

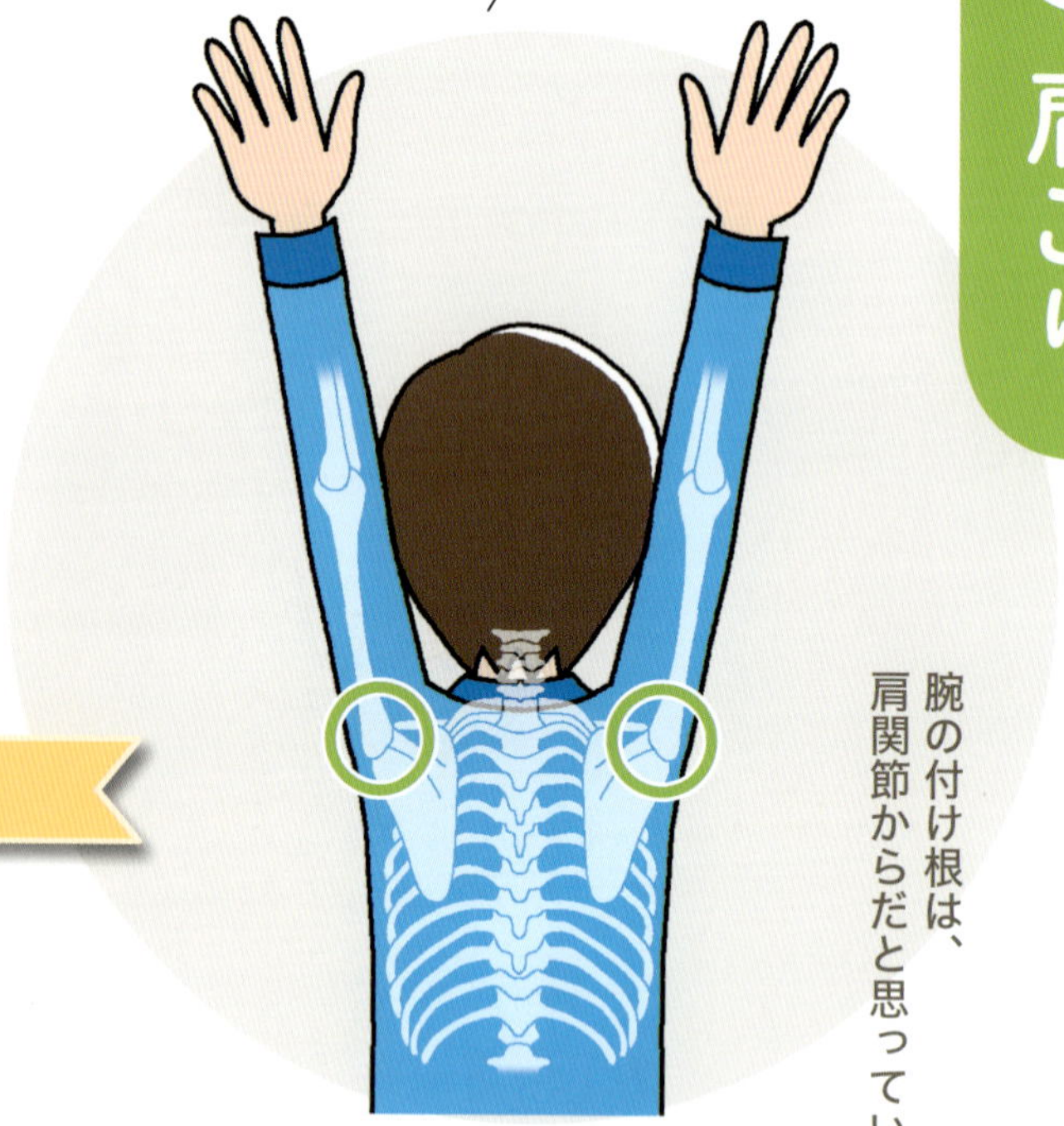

腕の付け根は、肩関節からだと思っている

Before

血行不良になりやすく、
筋肉が硬直して、
慢性的な肩こりに！

体をうまく使えるようになると…

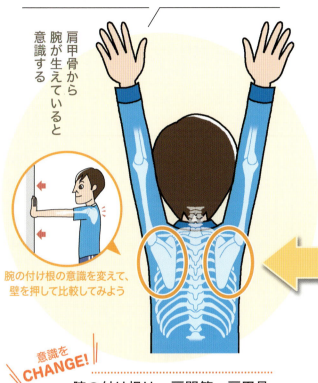

肩甲骨から
腕が生えていると
意識する

腕の付け根の意識を変えて、
壁を押して比較してみよう

意識を
CHANGE!

腕の付け根は、肩関節→肩甲骨

After

肩甲骨《けんこうこつ》の可動域が広がり、
肩の筋肉が広範囲にほぐれるので、
肩こりのない体に！

慢性的な肩こりは、肩甲骨の可動域が原因

肩こりは、日本の国民病とも言える存在です。軽度であれば、少し肩に不快感があるくらいですみますが、重くなれば激痛で日常生活に支障が出るレベルになります。

直接の原因は、血行不良と筋肉の硬直です。肩甲骨の内側がこりの大もとになっているケースが多く、間違った体意識も要因のひとつです。

皆さん、腕の付け根は肩関節からだと思い込んでいますが、**「肩甲骨から腕が生えている」**と認識を改めてみましょう。肩甲骨は、上下左右に大きくスライドして動かせます。意識して肩甲骨の可動域いっぱいまで伸ばしてあげると、それだけで肩が広範囲にほぐれます。可動域いっぱいを意識して、肩甲骨を色々な方向に動かす「肩甲骨エクササイズ」は、とても効果的です。

また**姿勢も、重要な要素**です。いつも猫背でいると、重い頭を支えるために背中の筋肉が張ってしまいます。正しい姿勢(30ページ)でいると、その無用な硬直を未然に防げます。

肩甲骨エクササイズを
してみよう

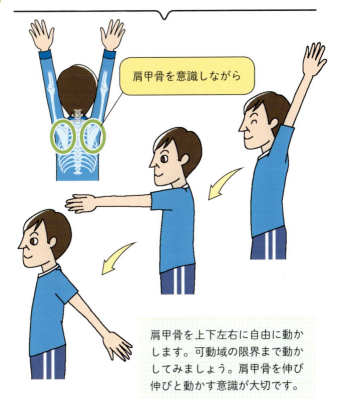

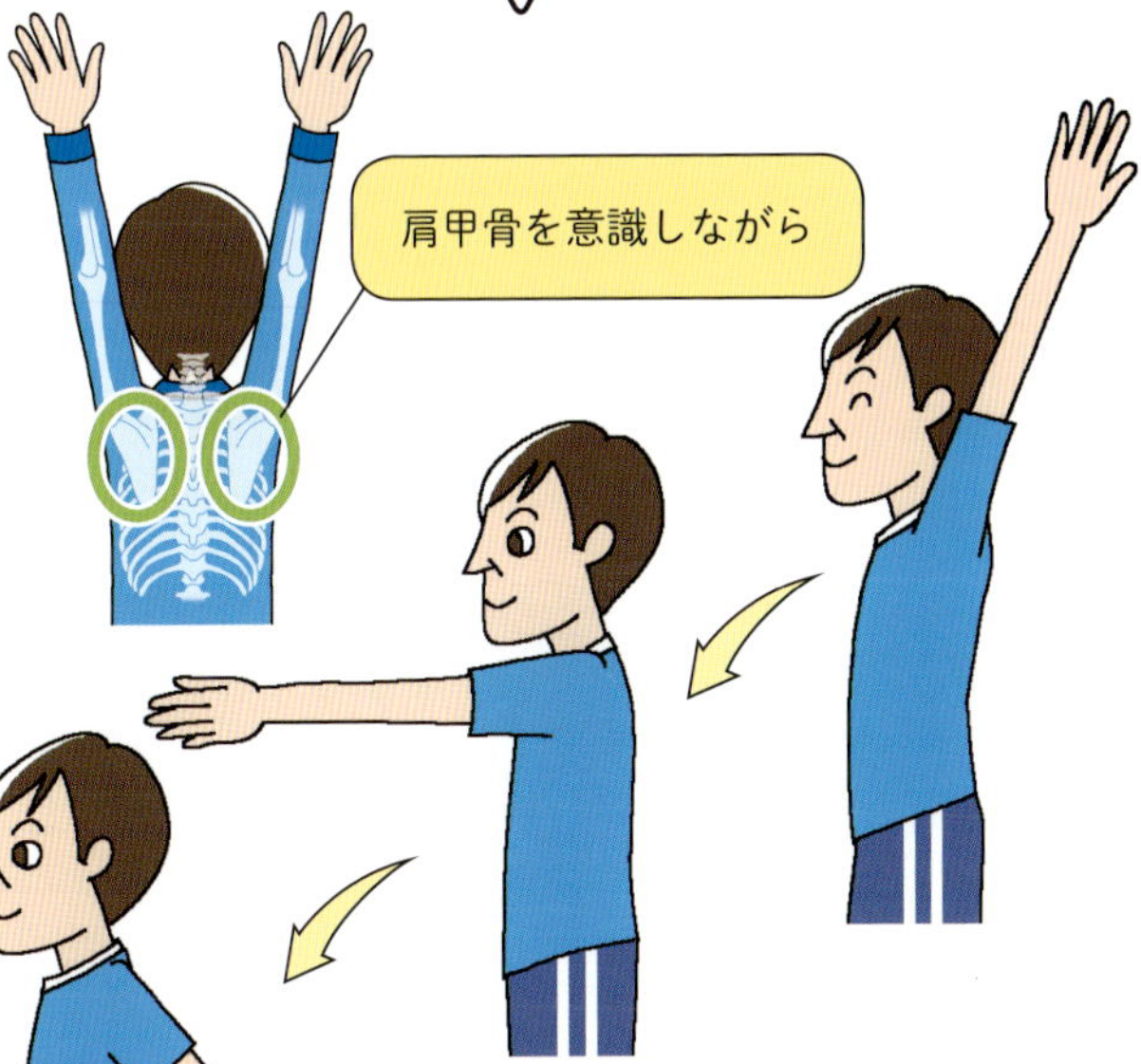

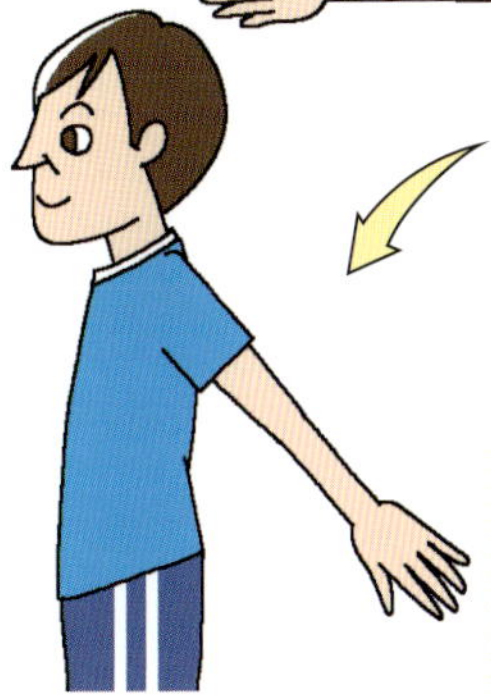

肩甲骨を上下左右に自由に動かします。可動域の限界まで動かしてみましょう。肩甲骨を伸び伸びと動かす意識が大切です。

体のヒミツ

腕の付け根は、肩関節ではなく、肩甲骨から生えている！

体をうまく使えていない…

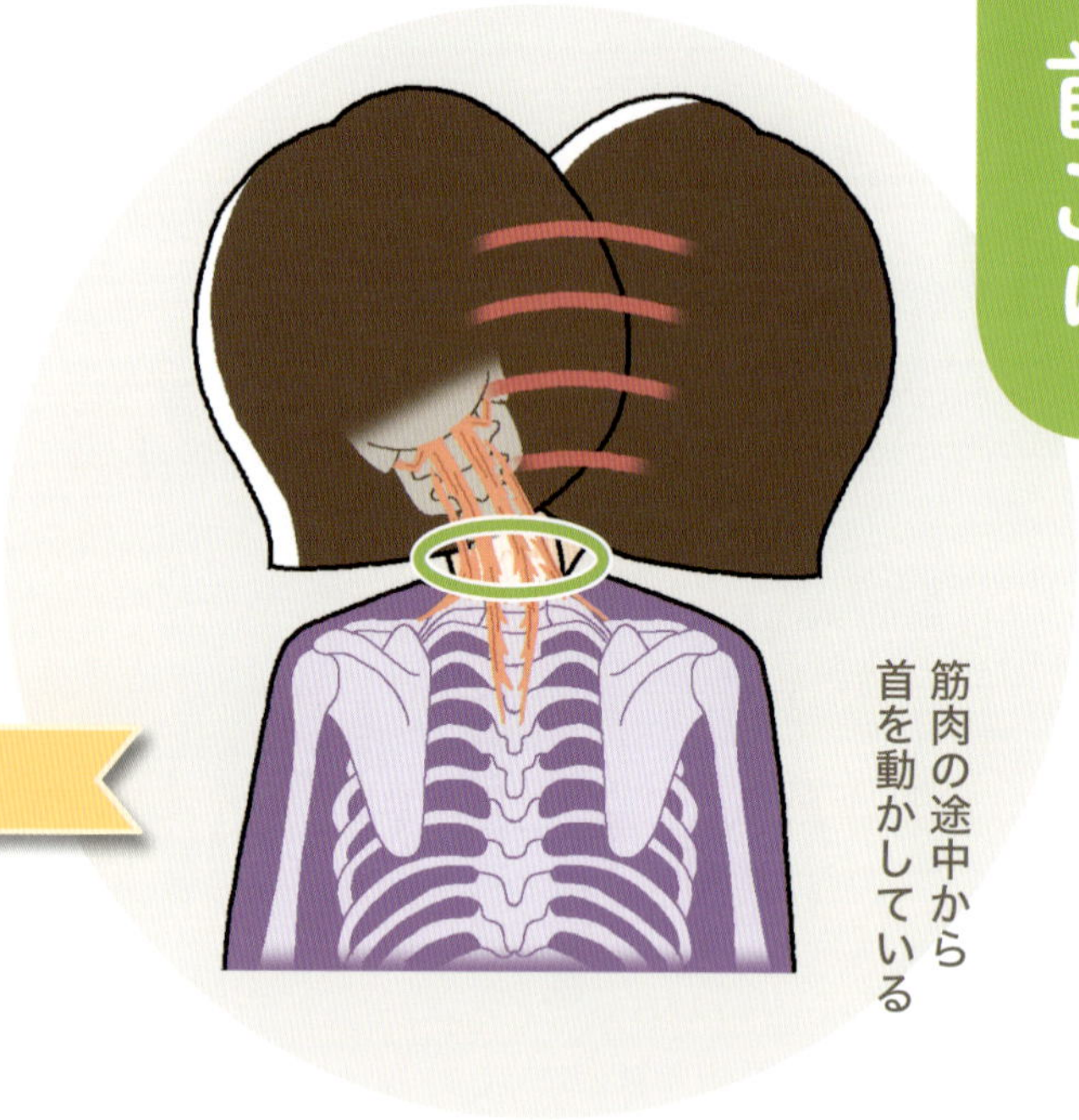
筋肉の途中から
首を動かしている

Before

首の付け根の意識が間違っていて、
慢性的な首こりに！

体をうまく使えるようになると…

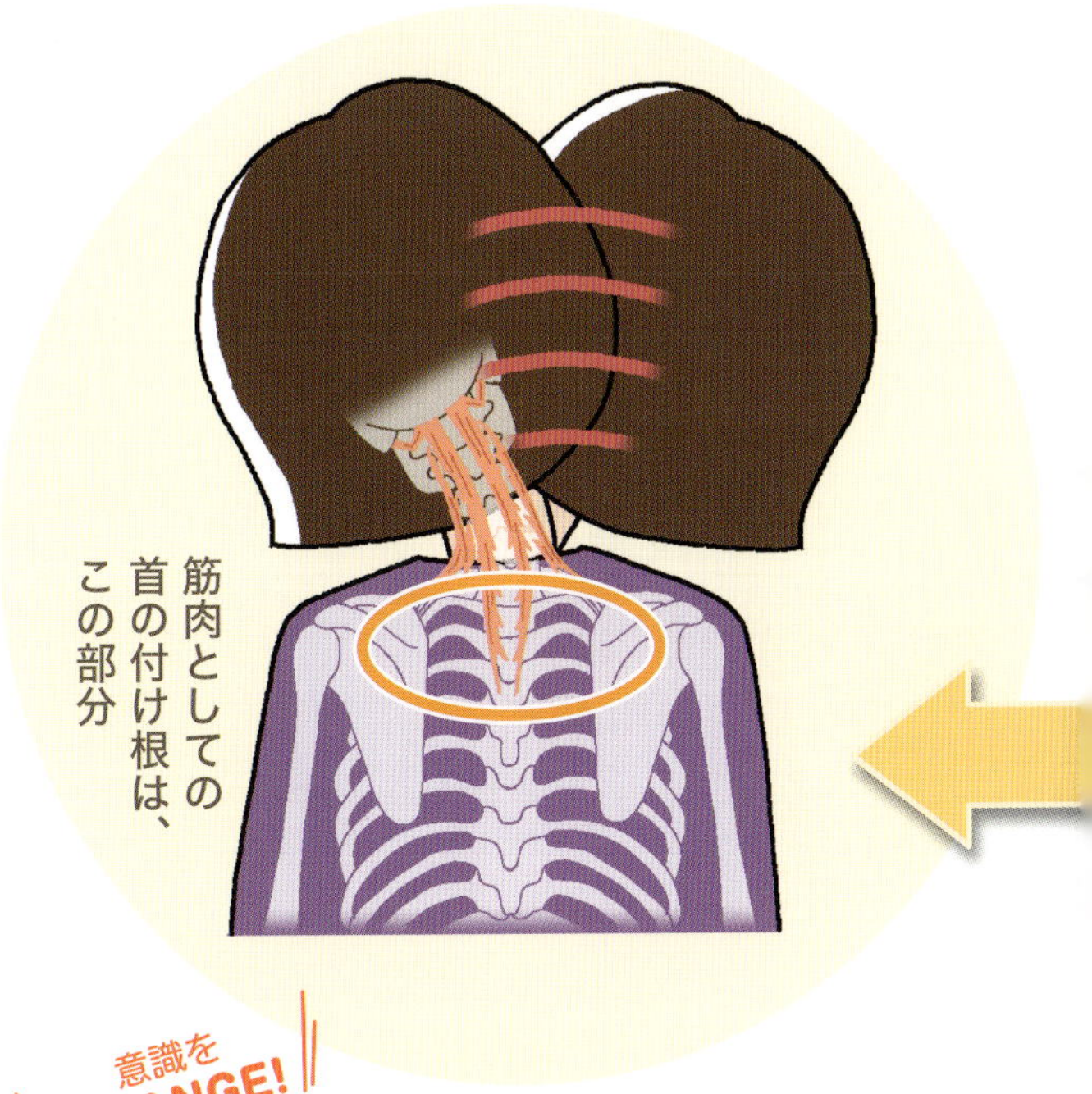

意識をCHANGE!

首は、背中から動かす

After

筋肉としての首の付け根を意識して、曲げる、傾けると動きがスムーズ

慢性的な首こりは、**首の付け根の意識**による

重い頭を支える首は、人体の構造上の弱点です。誰でも例外なく、強い負担が首にかかり続けています。首こりは、首の不快感や痛みだけでなく、頭痛、めまい、脳梗塞なども引き起こすため、甘く見てはいけません。**直接の原因は、血行不良と筋肉の硬直**です。部位が違うだけで、肩こりと同じです。姿勢が悪いと、前屈みになって重力により頭が落ちそうになります。首の筋肉はそれを支え続けるため、頑張り続けるのです。姿勢が良くなれば、負担は大幅に減ります。

また首の付け根の意識も重要です。皆さん、左ページの絵のポイントAが首の付け根だと思い込んでいます。だからAから曲げる、傾ける、捻じるなどの動作をします。筋肉の構造では、実はポイントBこそが首の付け根です。ポイントBから、同じように動作をしてみてください。驚くほど、楽に動かせますよね。正しい付け根を意識していると負担も減り、**柔軟性も保てるようになります。**

首の付け根の意識が変わると、動きがスムーズになる！

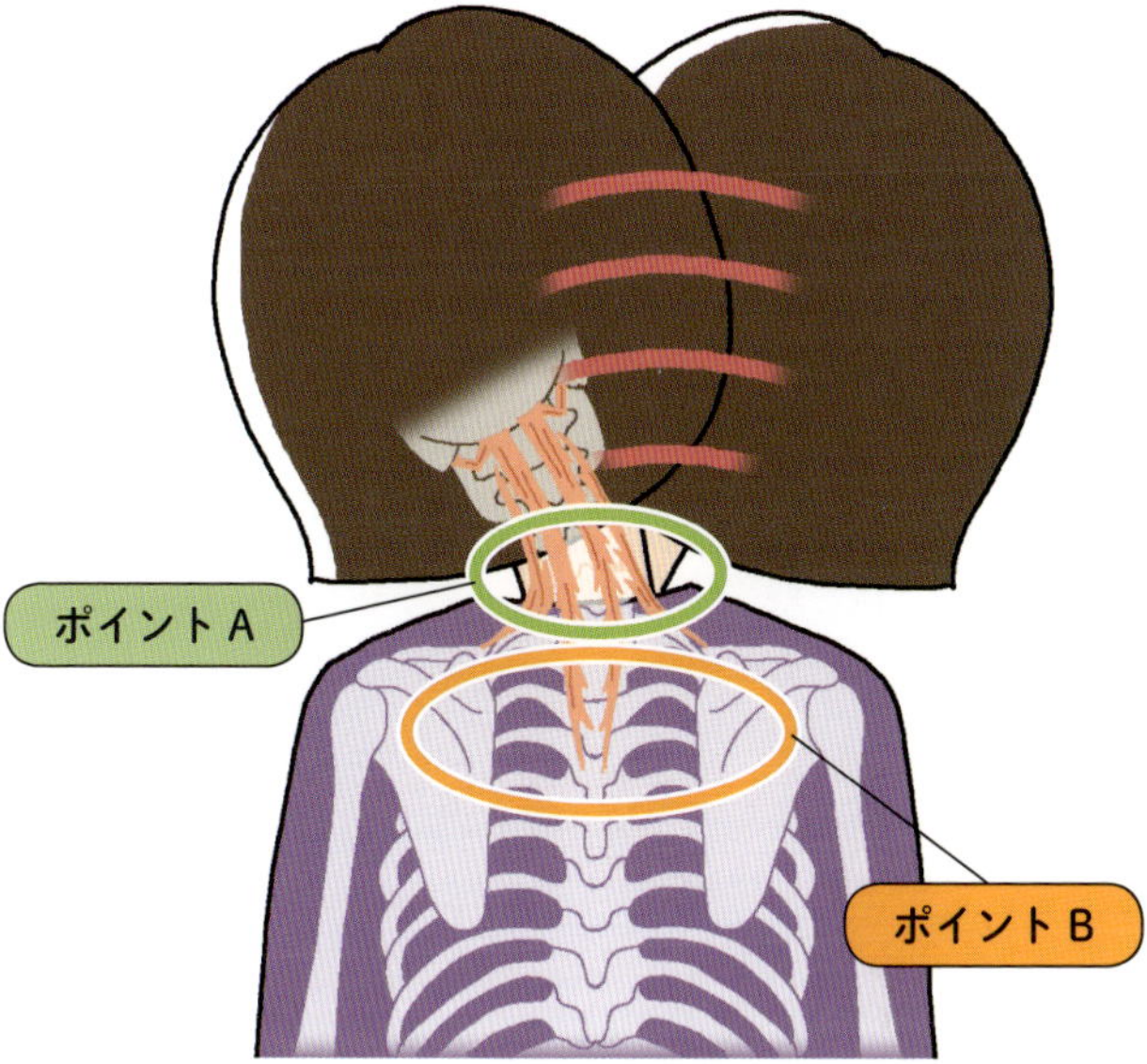

ポイントAから動かすと、首に余計な力が入って負担もかかります。ポイントBから動かすように意識すると、スムーズになり、負担も減って楽に。

体のヒミツ

正しい首の付け根を意識するだけで、頭の支えが安定する！　筋肉にかかる負担も各段に減る！

体をうまく使えていない…

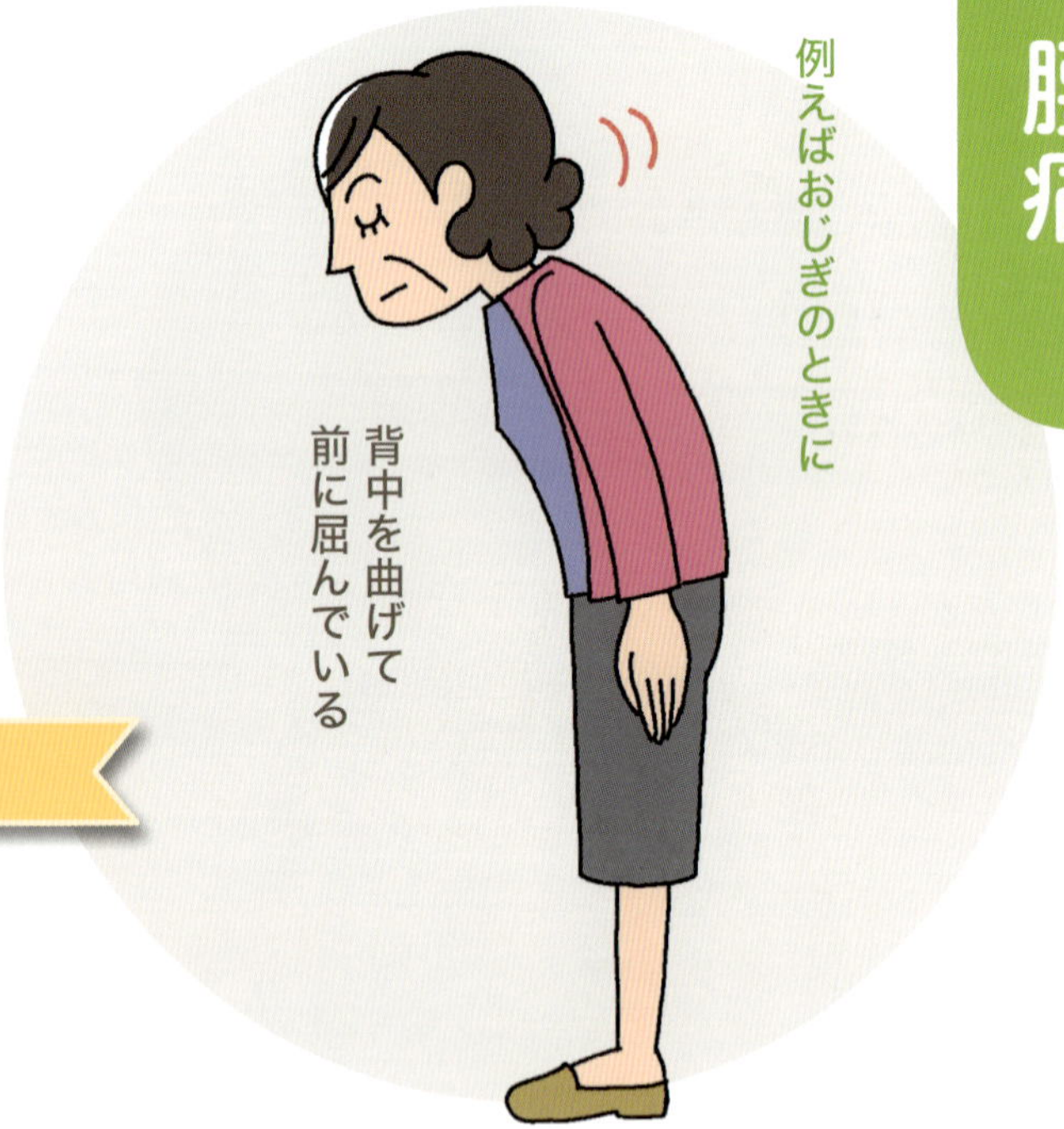
例えばおじぎのときに
背中を曲げて
前に屈んでいる

Before

姿勢が悪く、背中を曲げていると、
腰に負担がかかる！

体をうまく使えるようになると…

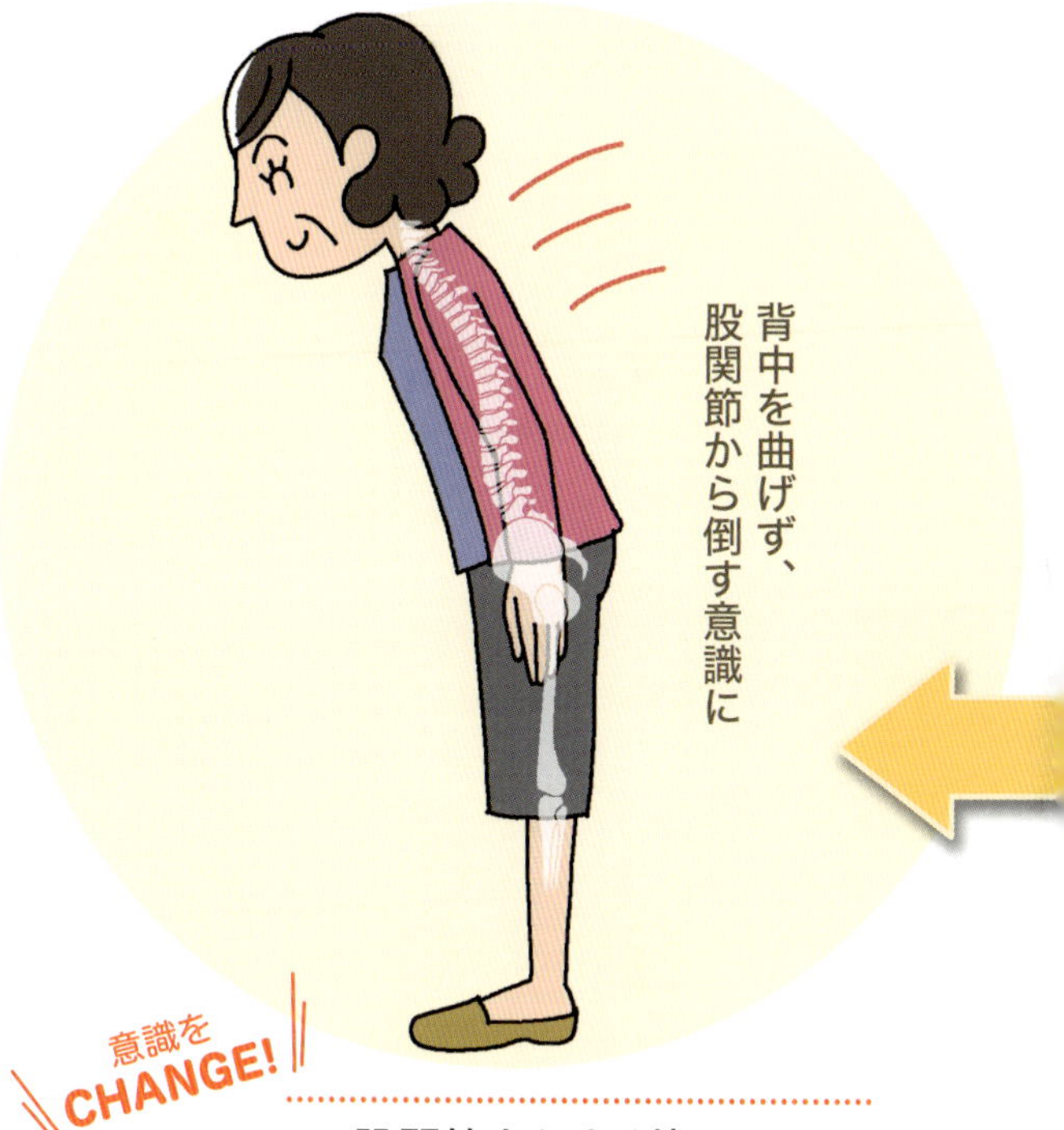

意識を
CHANGE!

股関節をうまく使う

After

股関節を意識すると、
背中を曲げないので、
腰への負担が軽くなる！

腰痛予防は、股関節づかいと筋肉の柔軟さがカギ

直立歩行をする人類にとって、腰は大きな弱点。「腰痛を防ぐ」「慢性的な腰痛から抜け出す」には、腰への負担軽減と筋肉を柔軟に保つことが重要です。

まずは普段の姿勢です。前屈みになる猫背は、重い頭が落ちそうになるのを背面で支え続けるため、腰に負担がかかります。普段の姿勢を良くして、立ったり座ったりするときの余計な負担をなくしましょう。

また、おじぎをするなど、前に屈む動作があります。このときにほとんどの人が、背中を曲げることを意識します。しかしよく考えれば、背中を曲げても大して屈めません。むしろメインになって大きく動いているのは、股関節です。ですから前に屈むときは、**股関節に意識を持ってみてください。背中と腰への負担が、各段に軽くなります。**

また「大腰筋ウオーキング」は、腰と骨盤の筋肉をダイナミックに動かすため、筋肉の硬直を防いで柔軟性を保てます。こうした動きの習慣で、腰にかかる負担と状態は大きく改善できます。

慢性的な腰痛は
股関節を使えていないから

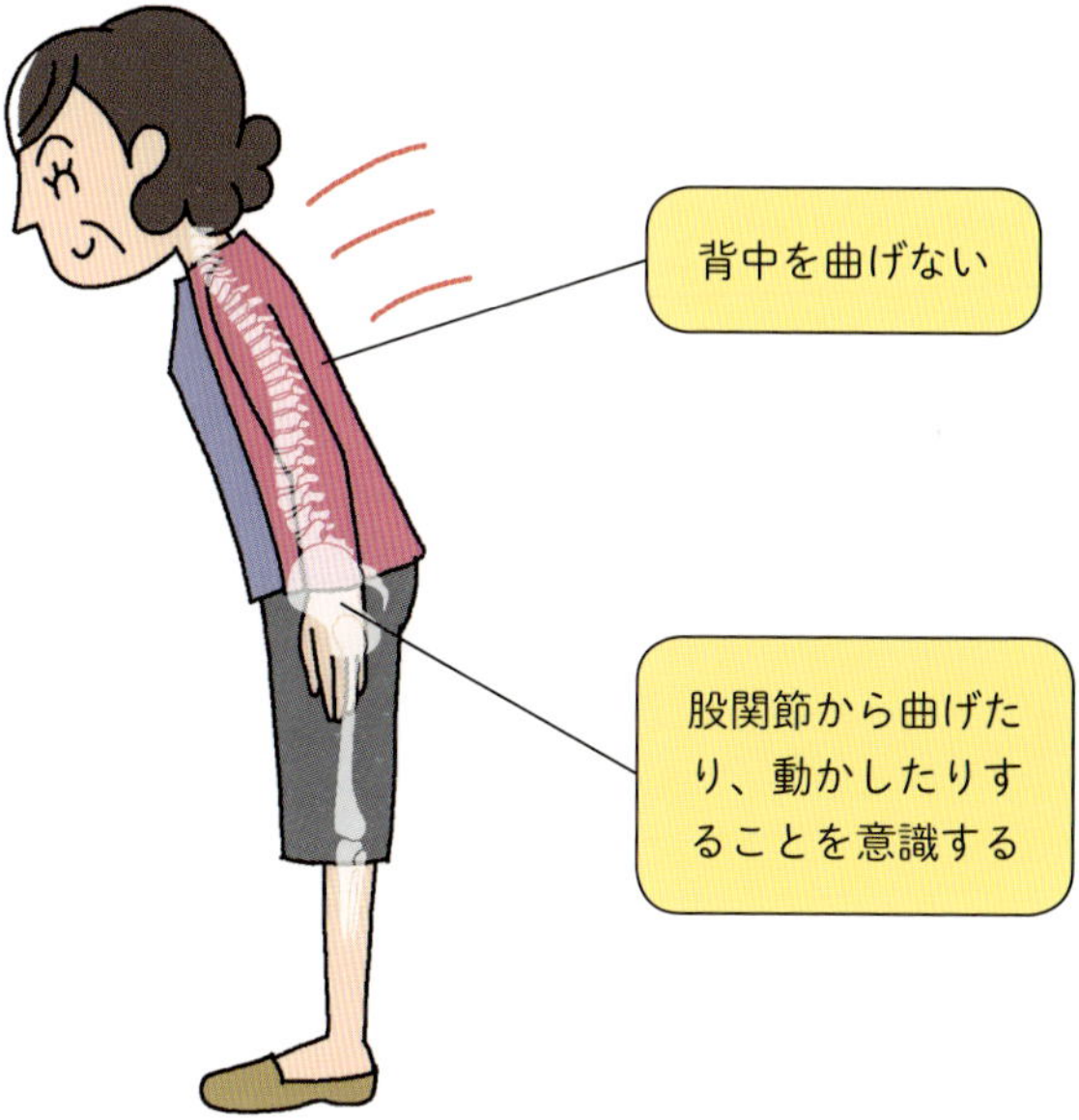
背中を曲げない
股関節から曲げたり、動かしたりすることを意識する

「大腰筋ウオーキング」（40ページ）もおすすめ。大腰筋が鍛えられれば、周辺の腰の筋肉にかかる負担が減ります。また筋肉を柔軟に保てます。

体のヒミツ

背中を曲げず、股関節を意識して動くと腰の負担が減る。

体をうまく使えていない…

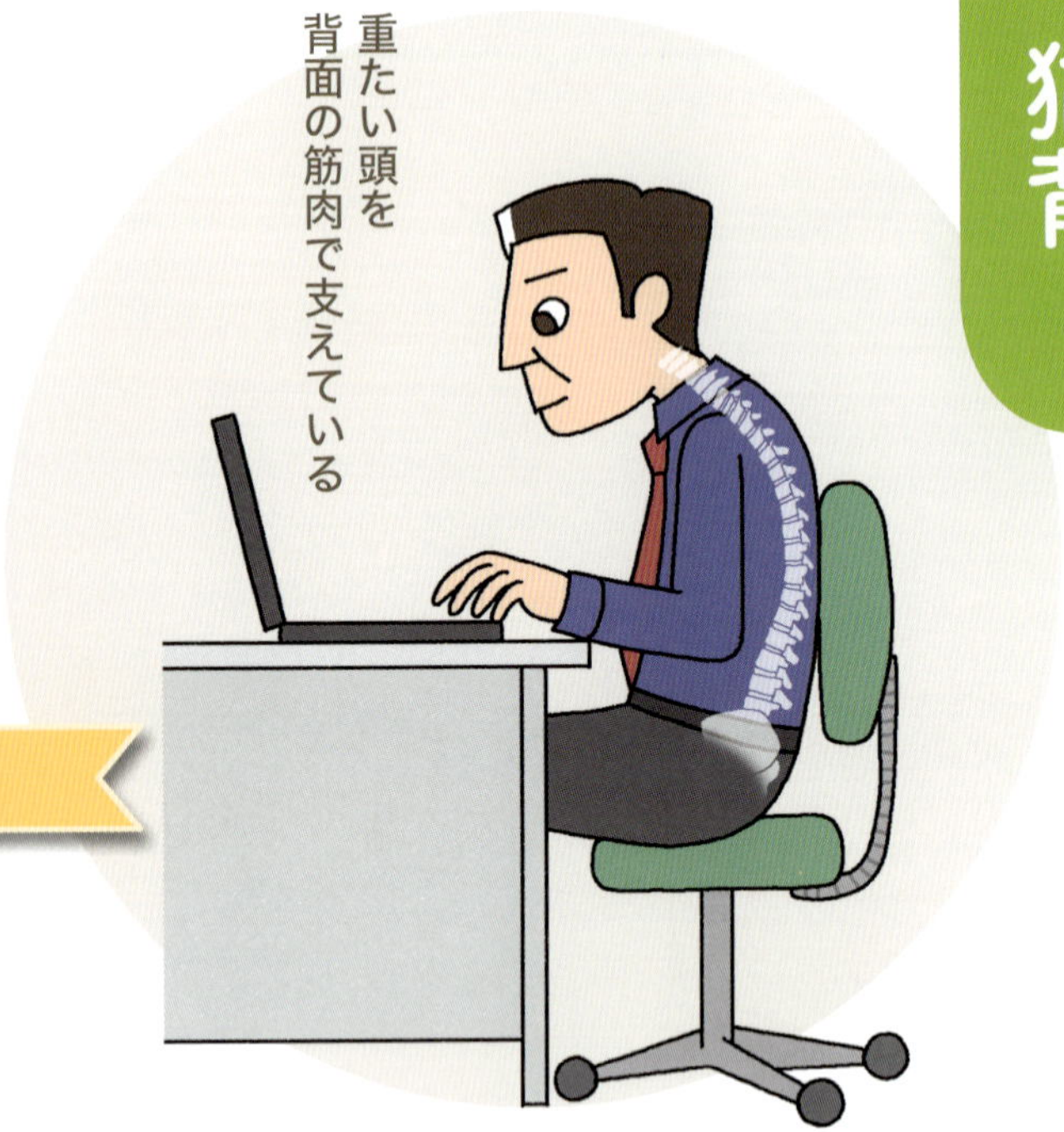
重たい頭を
背面の筋肉で支えている

Before

前屈みになると、
頭を背中で支えることに。
筋肉がそのまま硬くなって猫背に！

体をうまく使えるようになると…

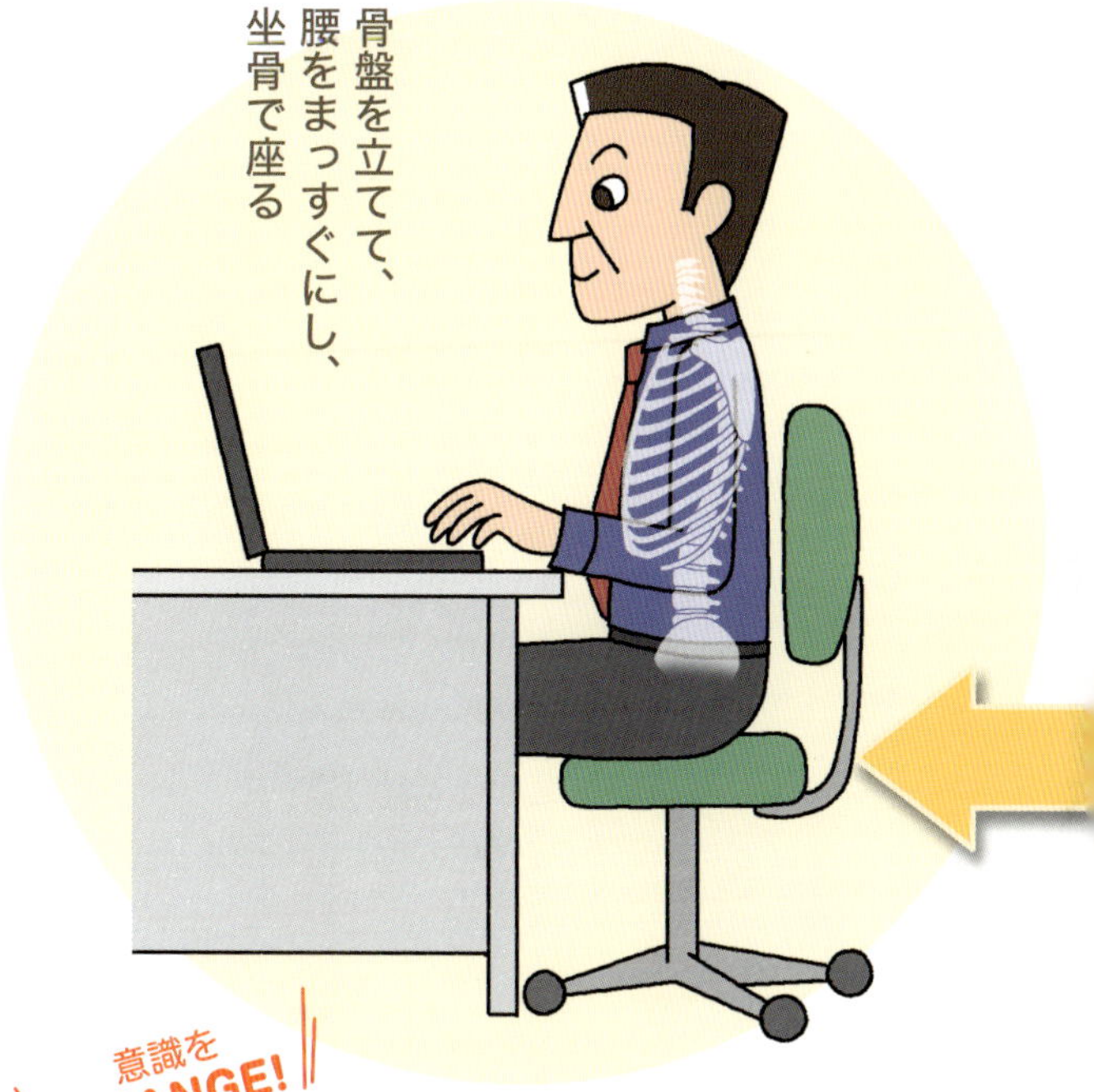

意識を
CHANGE!

頭を支えられる正しい姿勢に

After

頭を支えられる正しい姿勢で
前屈みになりやすい癖からの
脱却を！

背中への負担がかかりどんどん猫背になる

何をするにも、前屈みになる機会は多いものです。読書、勉強、スマホ、パソコン、料理、掃除、庭仕事……、活動している大半の時間を前屈みで過ごす人もいます。重い頭が落ちそうになるのを背面の筋肉で支えるため、背中はどうしても硬くなりがちです。

若いうちは、寝ている間に硬さがほぐれてリセットされます。しかし年齢を重ねると筋肉は硬くなりやすく、ほぐれにくくなります。リセットが間に合わなくなってきて、気付けば前屈みの形で曲がってしまいます。正しい姿勢の知識（26ページから）を身に付ければ、**立ち姿勢、座り姿勢での前屈み癖から抜け出せます。**

これだけでもOKなのですが、加えて「大腰筋ウオーキング」（40ページ）をしましょう。大腰筋ウオーキングは、前屈みでは歩けません。自然と良い姿勢となり、骨盤も背中も動くので、筋肉をほぐす効果もあります。

立ち方と歩き方を変えるだけで、猫背を防ぎ、背中の負担を解消できるのです。

正しい姿勢を身につけよう

背骨、骨盤、太ももの骨、すねの骨が正しく連なっている

背中を曲げた状態で、筋肉に負担をかけて硬くなる

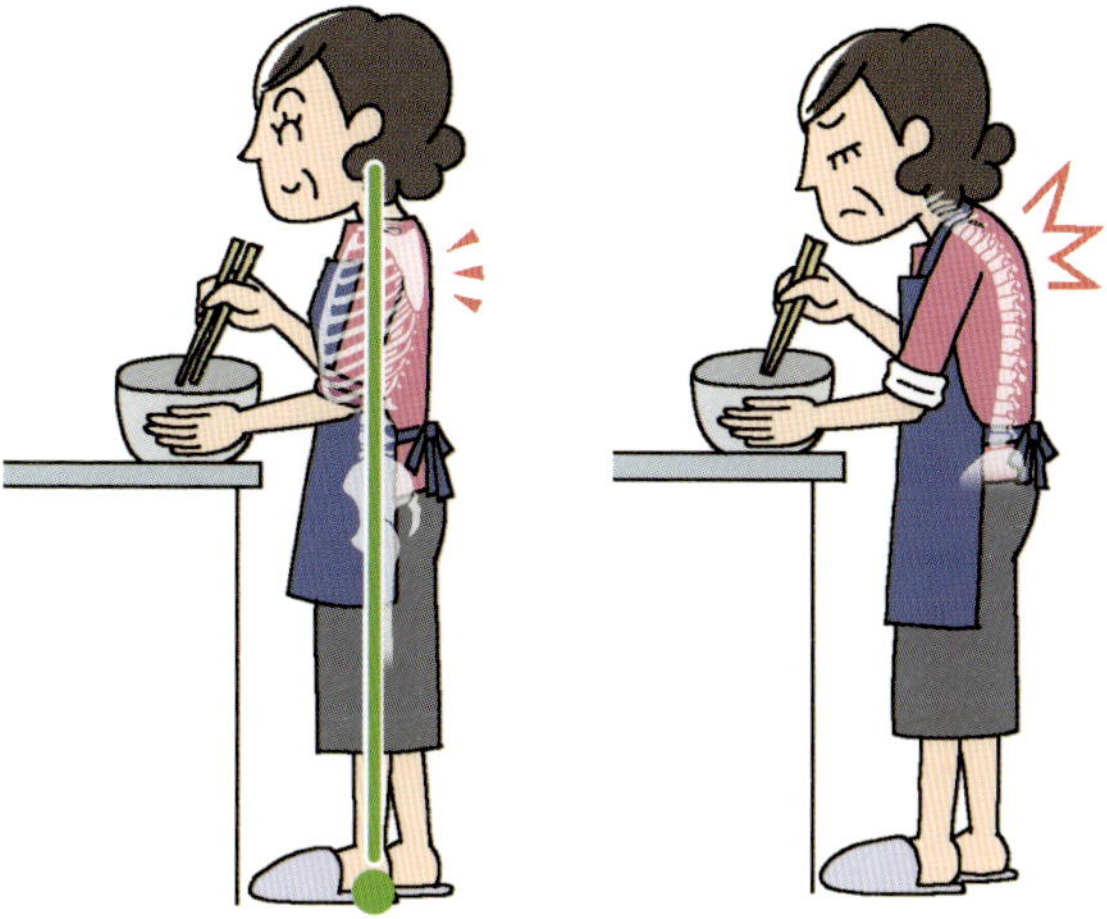

「大腰筋ウオーキング」をすると自然と正しい姿勢に。前屈みでは歩けないからです。

体のヒミツ

重心位置が正されれば、猫背は自然と治る！

お悩み
5
落ち込みやすい

体をうまく使えていない…

落ち込んだまま
うつむいて、
トボトボとした
歩き方になってしまう

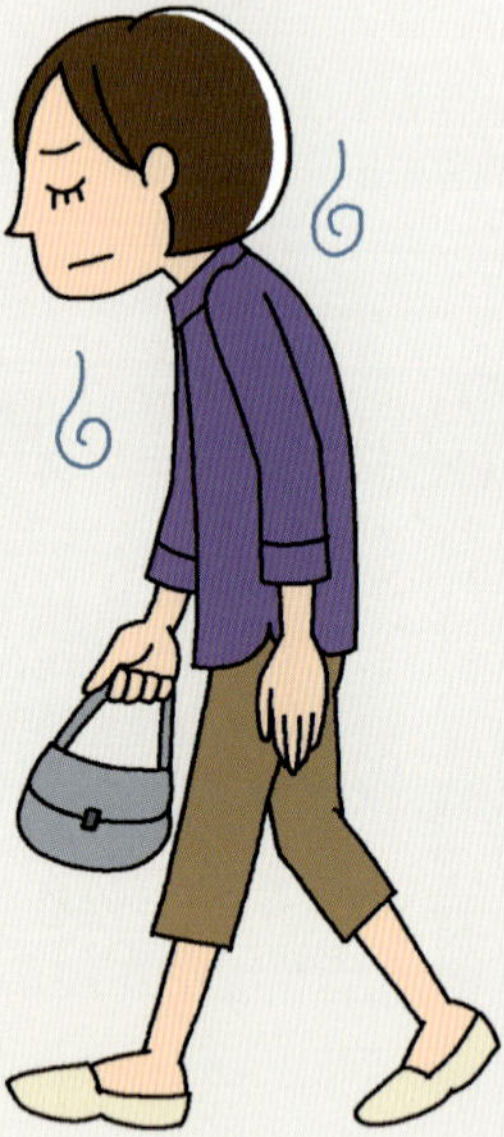

Before

やる気が出なくて、
落ち込んでいると、
姿勢もうつむいてしまう！

体をうまく使えるようになると…

堂々とした歩き方をすることで、自然と心が前向きになる

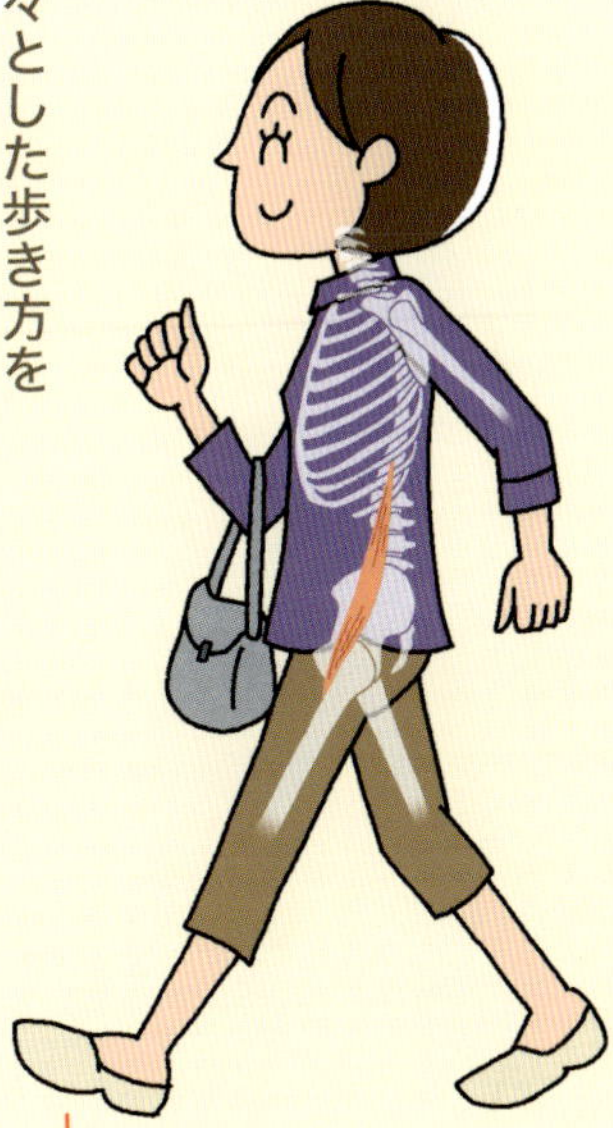

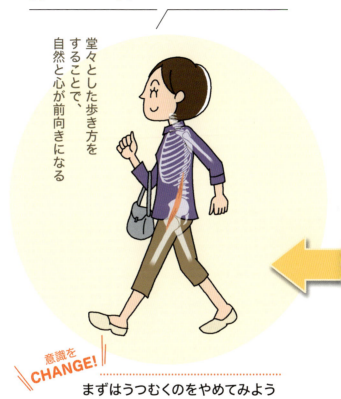

意識をCHANGE!

まずはうつむくのをやめてみよう

After

顔を上げて、良い姿勢で過ごしていれば、やる気が自然とわいてくる！

メンタルは姿勢やポーズ、動き方に現れる

人は精神状態に合わせて、姿勢やポーズを取り、動き方も変わります。やる気が出ないとき、落ち込んでいるときは、うつむき加減で元気のないトボトボとした歩き方に。逆に、モチベーションに溢れて元気でいっぱいのときは、顔を上げて堂々と歩きます。

精神状態によって、姿勢、ポーズ、動き方が決まるというわけです。実はこれ、逆方向も成立します。精神状態とは違う姿勢、ポーズ、動き方をすると、心がそちらに引っ張られるというわけです。

もし、落ち込んでいたなら、体だけでも良い姿勢にしてみてください。それだけで、落ち込むのが難しくなります。クヨクヨできなくなります。試しに、わざとクヨクヨしたことを考えて実験してみてもいいでしょう。

「大腰筋ウオーキング」（40ページ）は、さらに効果的です。否が応でも、前向きになり、元気が出てきます。**人には、体全体を使ってダイナミックに歩きながら落ち込むことなど、不可能なのです。**

歩き方でメンタルも変わってしまう！

大腰筋で歩いている	うつむく
顔が上がる	歩幅が狭い
一歩が大きい	トボトボしている
明るい気持ちになる	暗い気持ちのまま

心は、歩き方に引っ張られる

だからこそ落ち込んだら明るい歩き方を！

体のヒミツ

姿勢、ポーズ、動作は、メンタルの状態を自然に表すもの。それをうまく利用してメンタルをコントロールしよう！

お悩み

6 声が出にくい

体をうまく使えていない…

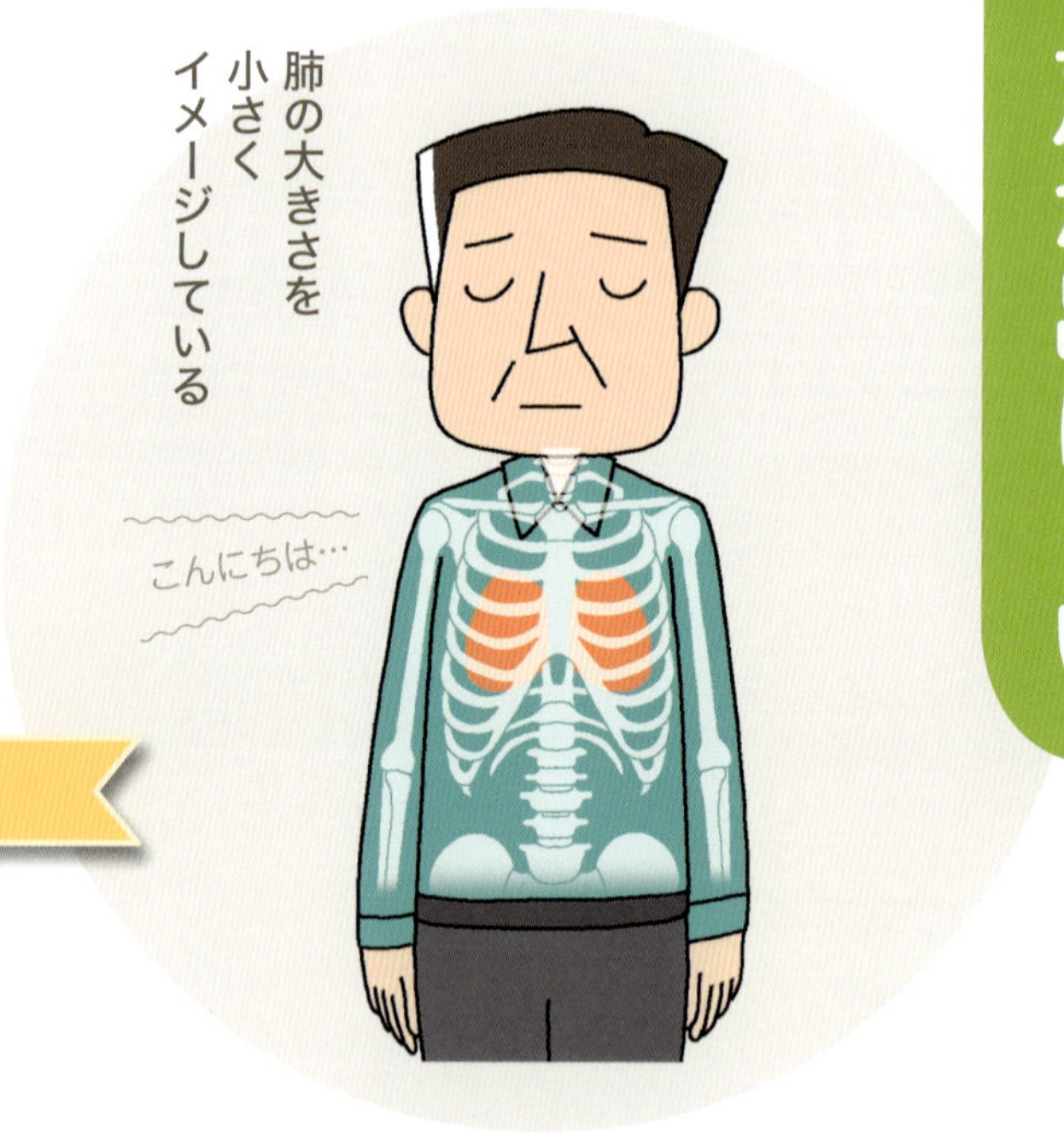
肺の大きさを小さくイメージしている
こんにちは…

Before

肺の間違ったイメージによって
肺が広がらない、胸が張れていない、
声が小さく、出にくくなる！

体をうまく使えるようになると…

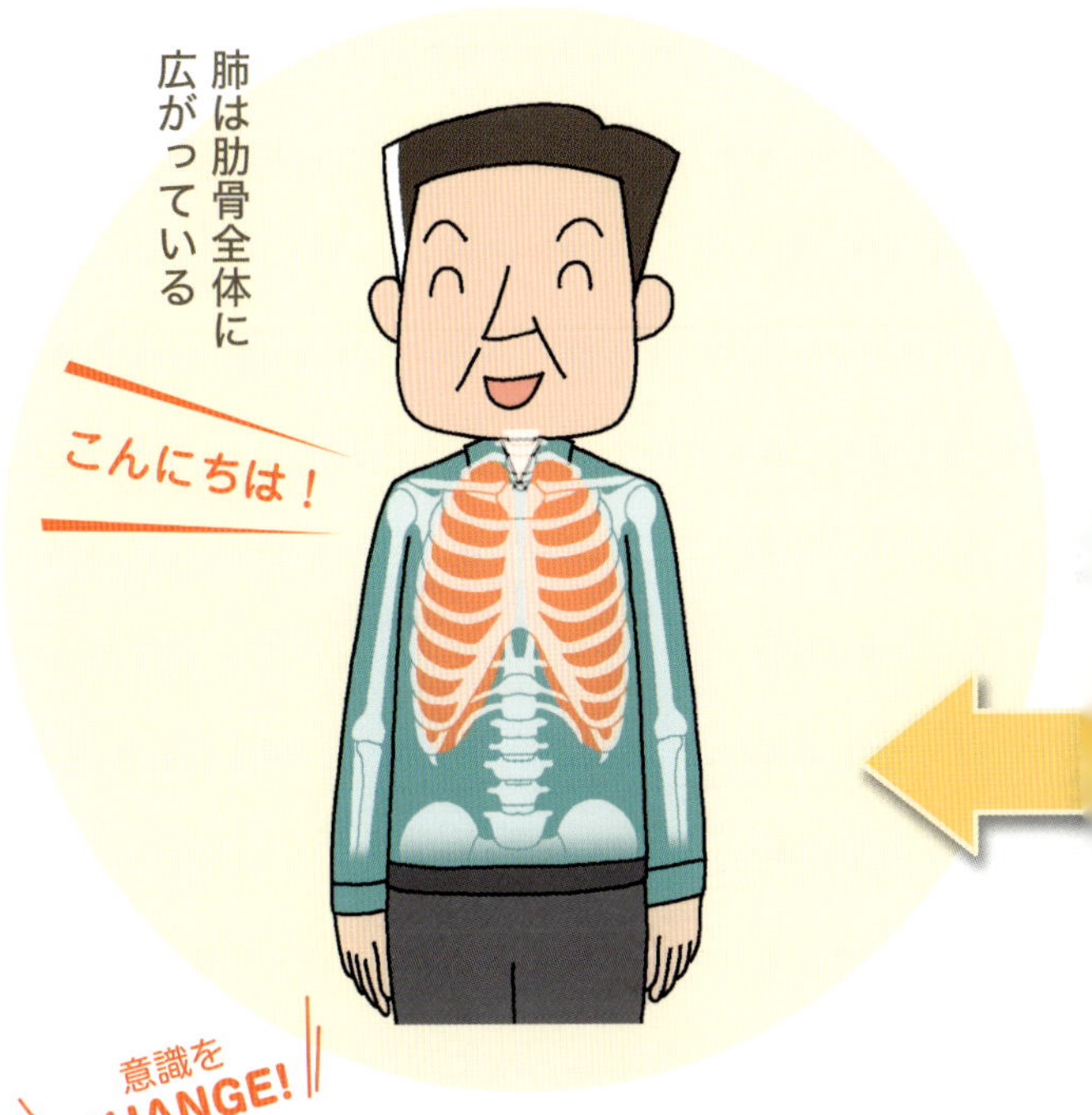

意識をCHANGE!

肋骨いっぱいまでが肺

After

肺全体で呼吸ができ、
胸が張れている、
声が大きく出しやすくなる！

声が小さい、出にくいのは、姿勢と肺の大きさの認識にある

空気が喉にある声帯を通ると、ブザーのような振動音になります。声帯の形で、音の高さが決まり、舌や口の形で調整をして、最終的にバリエーション豊かな、私たちの声になります。

声が小さい、出にくいという人は、この「出力」の大きさに問題があります。

まず姿勢が悪い人は、胸を張りましょう。それだけでも大きくなります。息を吐く力が弱い人は、肺の大きさを正しく認識して、大きな呼吸を繰り返すトレーニングをしてください。呼吸に必要な筋肉を、全体的に鍛えられます。気が付けば、自然と発声が大きくなっているでしょう。

またちょっとした意識の違いでも、出力を上げられます。口から声を出すイメージではなく、**遠くの目標に音を届かせるイメージで発声してみてください**。普通に大きく声を出そうとするよりも、自然と声が大きくなります。

胸を張り遠くの目標に声を届かせるイメージで！

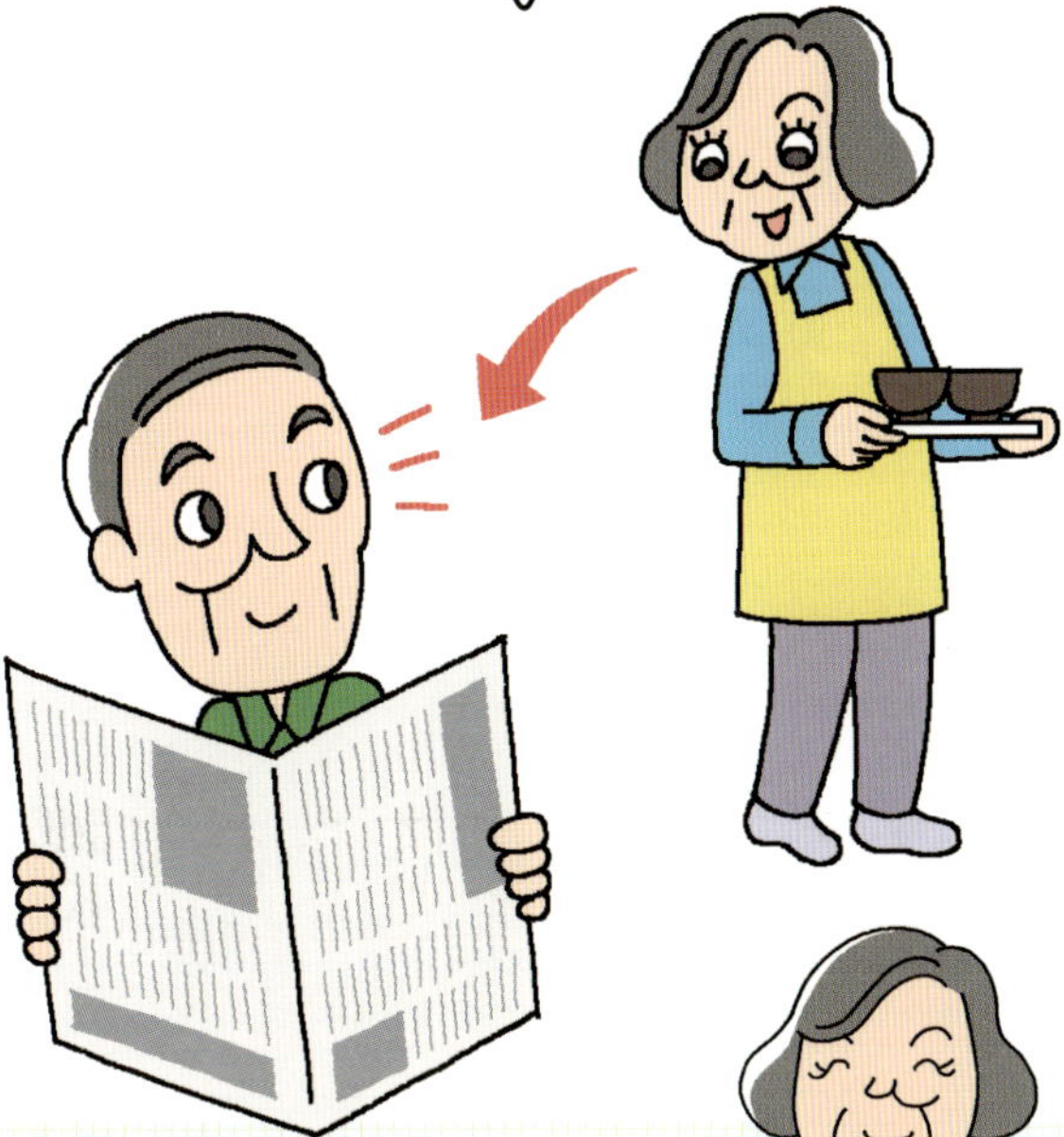

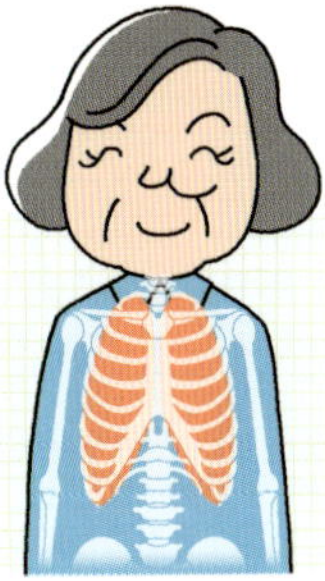

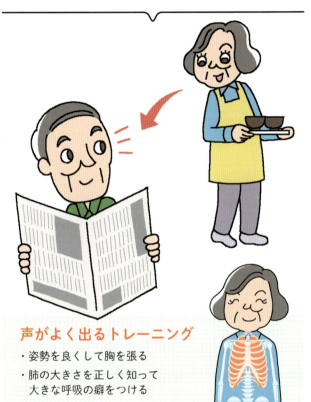

声がよく出るトレーニング

- 姿勢を良くして胸を張る
- 肺の大きさを正しく知って大きな呼吸の癖をつける

体のヒミツ

姿勢と少しの意識の違いで、声が出しやすく、大きな声になる！

COLUMN 2

骨、筋肉の「起始」と「停止」

　骨格筋と呼ばれる筋肉は、骨と骨とをつないで伸縮し、骨を動かす役割があります。筋肉の始まりを「起《き》始《し》」、終わりを「停止」と言います。

　肉体をより効率的に動かすには、起始の意識が重要です。どのような動きも、複数の筋肉の協同作業です。その中で、メインになる筋肉と、サポートをする筋肉に分かれます。主役になる筋肉の起始を

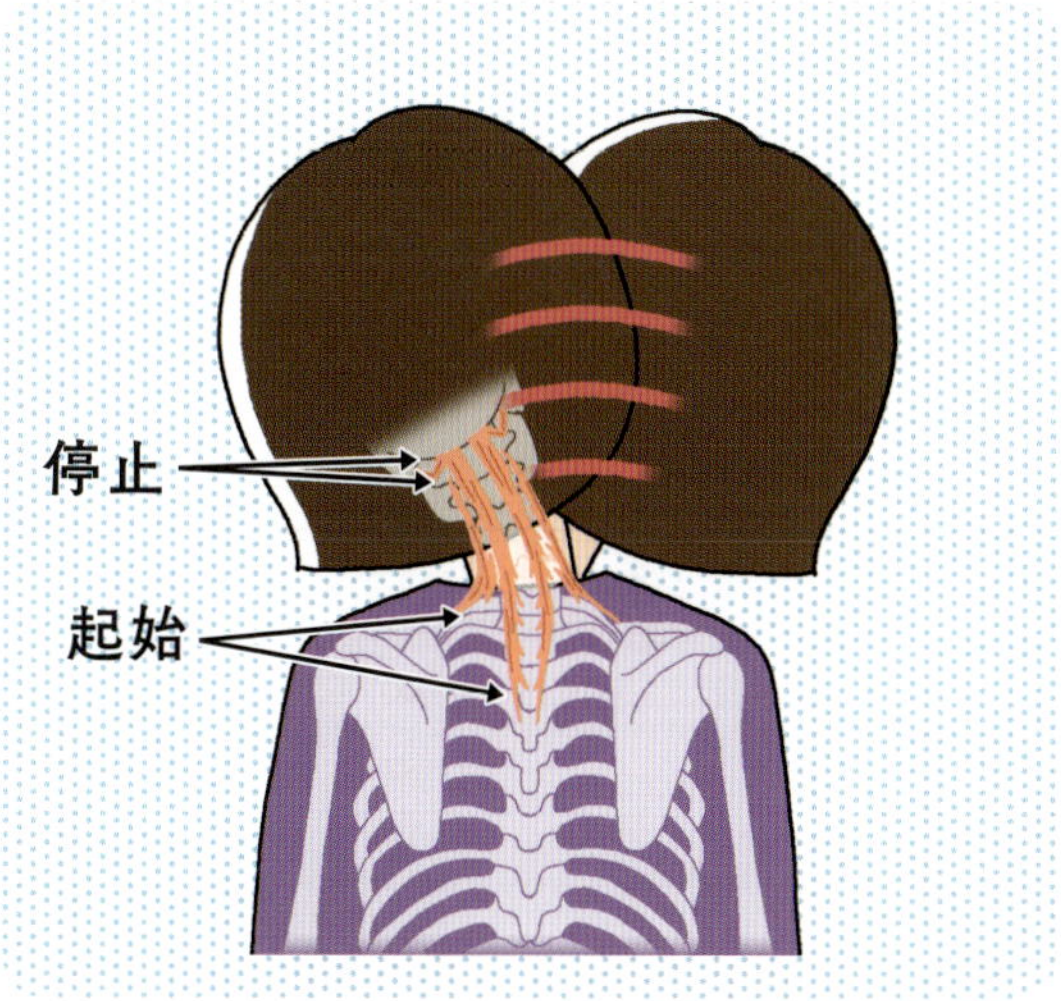

意識したとき、動きは各段に効率的に、操作しやすく、力強くなります。

骨でも、同じようなことが言えます。骨がどんな形をしていて、関節はどこで曲がるのかを正確にイメージできれば、動きは各段に効率的になります。

一方、筋肉も骨も、誤ったイメージでは余計な負担がかかります。過度な負荷がかかり続けた部位は、疲労し、傷みます。

何故、私たちは誤ったイメージを持ってしまうのでしょうか？　最大の原因は、外側から見た印象です。本来、首を動かす筋肉は肩甲骨の中心あたりに、起始があります。しかし外側からは、まさかそこが首の付け根だとは思えません。すると筋肉の起始ではないところから動かそうとし、構造からズレた分、余計な負担がかかってこわばってしまいます。

特に姿勢の悪さは、深刻な影響を及ぼします。体の構造、特に骨格の理に適って立てば自然と良い姿勢になるのに、ちょっとした意識のズレで背中に大きな負担を強いてしまいます。首から腰にかけてのこりや痛みの直接的な原因になり、内臓も圧迫してしまいます。高齢になって背中が曲がってしまうのは、その間違った意識のまま

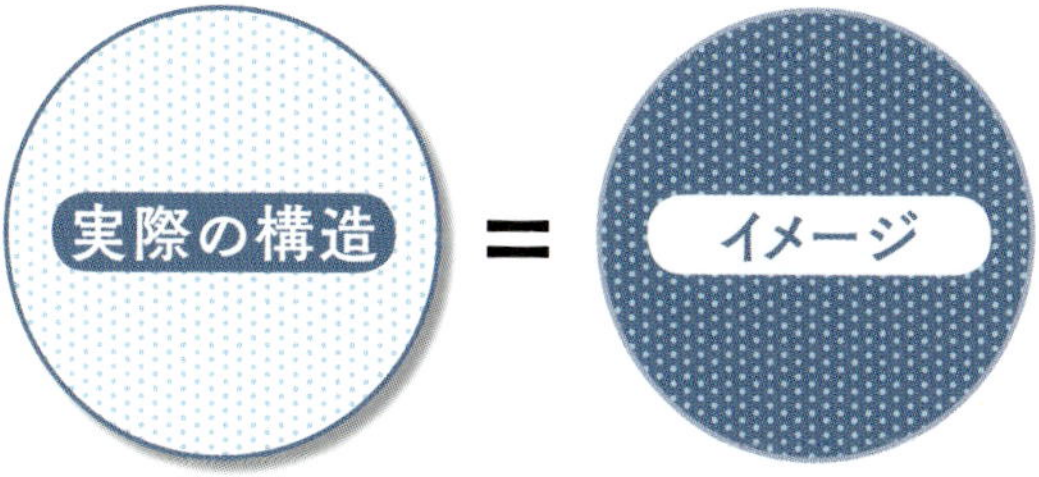

合理的な動きが可能

積み重ねたからです。

実際の構造とイメージとを一致させれば、理に適った合理的な肉体操作になり、より良いパフォーマンスをしながら、小さな負担で動けるようになるのです。

正確なイメージに修正するだけで、肉体を楽に動かせるようになり、歪みや痛みなどの多くの問題を解決できるのです。

痛みは筋肉の硬直や炎症が原因

体のほとんどの痛みは、筋肉の硬直、もしくは傷んだ筋肉の炎症が原因です。

お伝えした通り、間違ったイメージで体を動かしていると、次第に筋肉への負担が蓄積していきます。それでも若いうちは筋肉も柔らかく、疲労の蓄積よりも回復力が勝っていました。

しかし、年齢を重ねて筋肉が硬くなり、回復力が落ちてくるに従って、そのバランスが崩れていきます。**間違ったイメージによる負荷が積み重なり、硬直が進行していくのです。**

硬い筋肉は使えないので、周囲の筋肉に負荷がかかります。そうして硬い部分が広がっていき、やがて損傷する箇所も出てきます。

このような負のループで、首、肩、背中、腰、膝、手首足首など、体に痛いところが増えていきます。

必要なのは、イメージの修正です。体を正しく意識すれば、負のループから抜け出せます。過度な負担から解放された肉体は、柔軟性を取り戻し、損傷も癒されるのです。

今すぐできる！

痛みから解放される方法って？

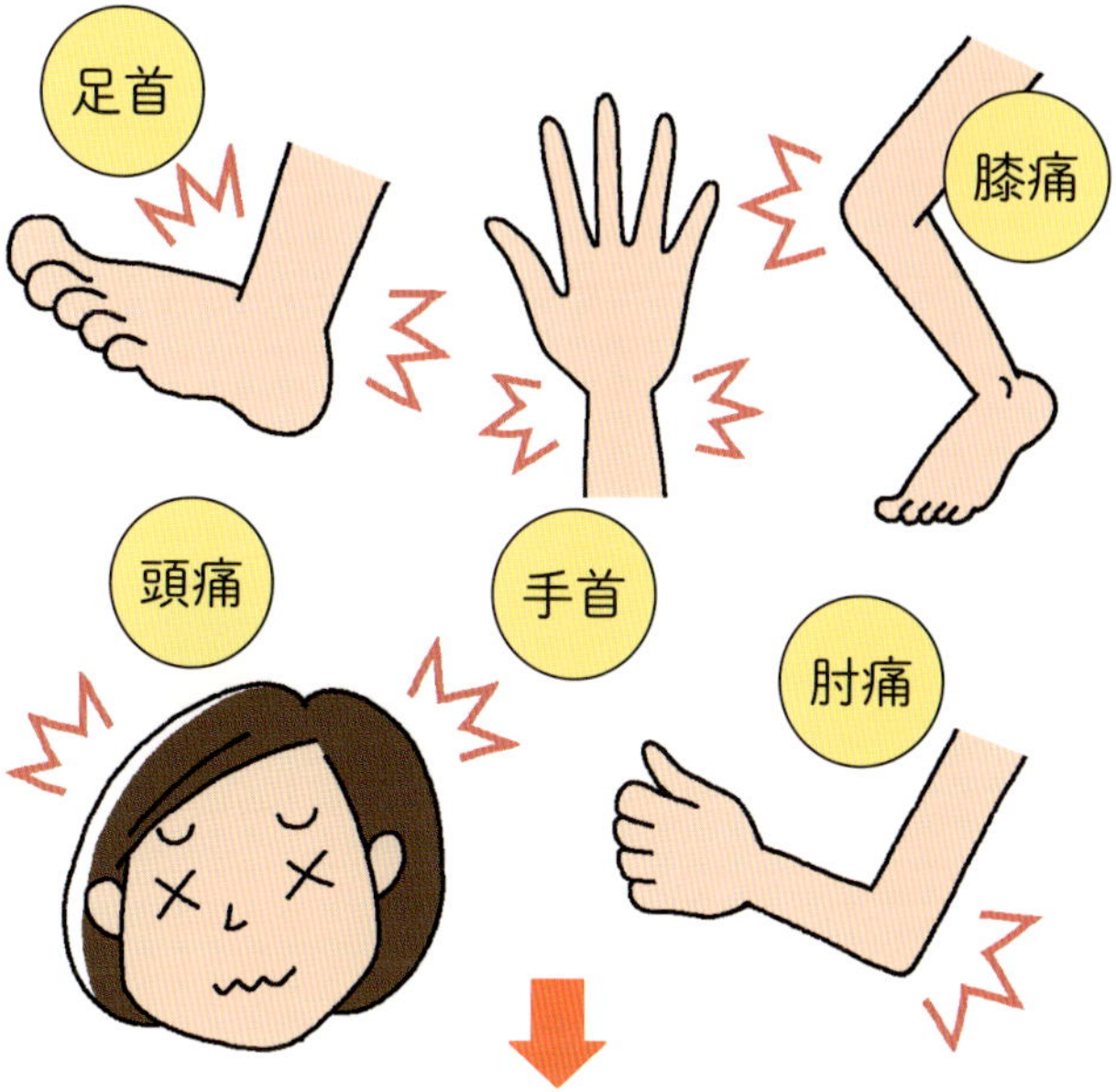

間違ったイメージを
正しいイメージに修正しよう！

体のヒミツ

年齢を重ねた体は、間違ったイメージでかかる負担に耐えられなくなる！

体をうまく使えていない…

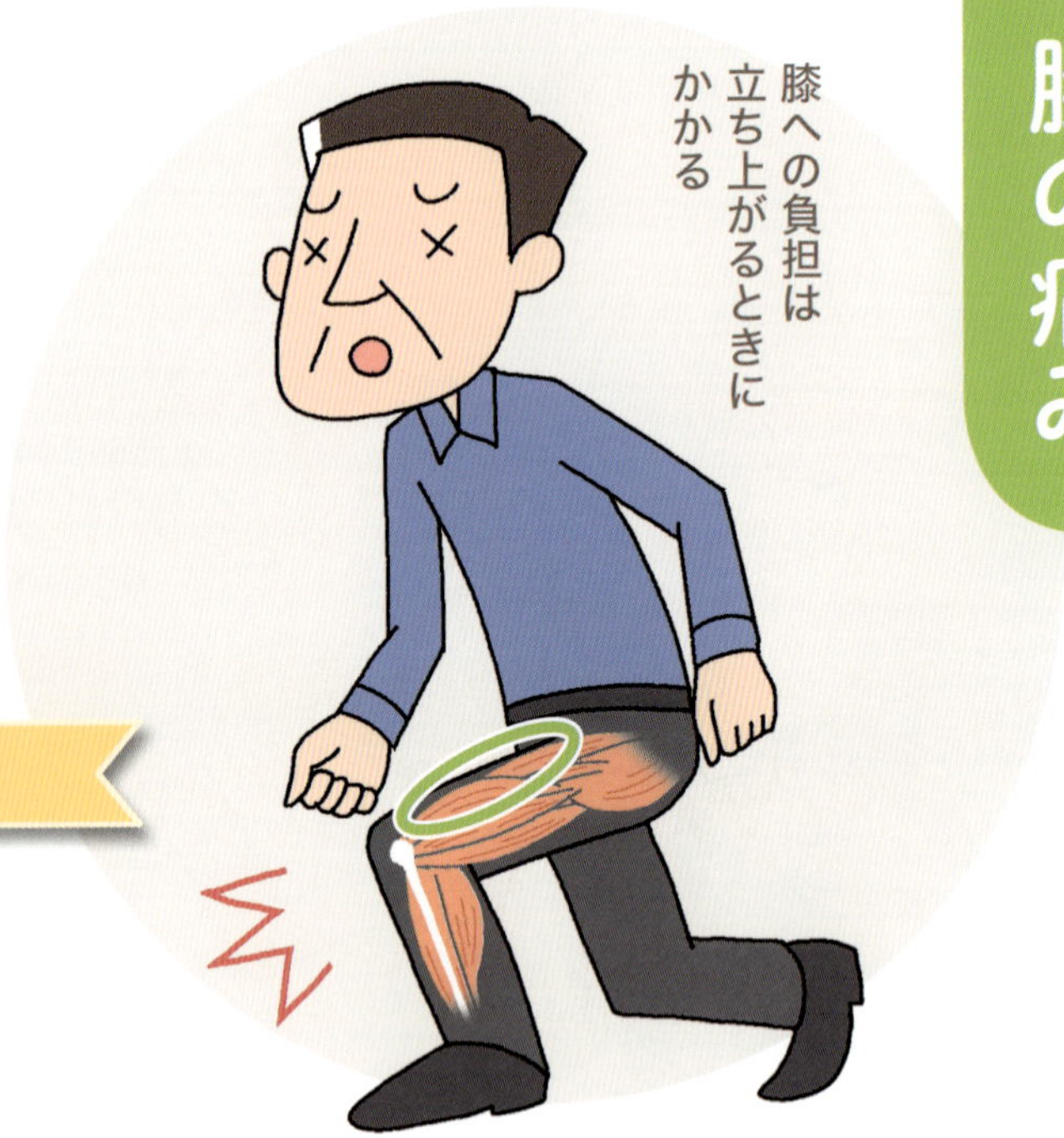

Before

**太ももの前側の大《だい》腿《たい》四《し》頭筋《とうきん》で
立とうとすると
膝に負担がかかる！**

体をうまく使えるようになると…

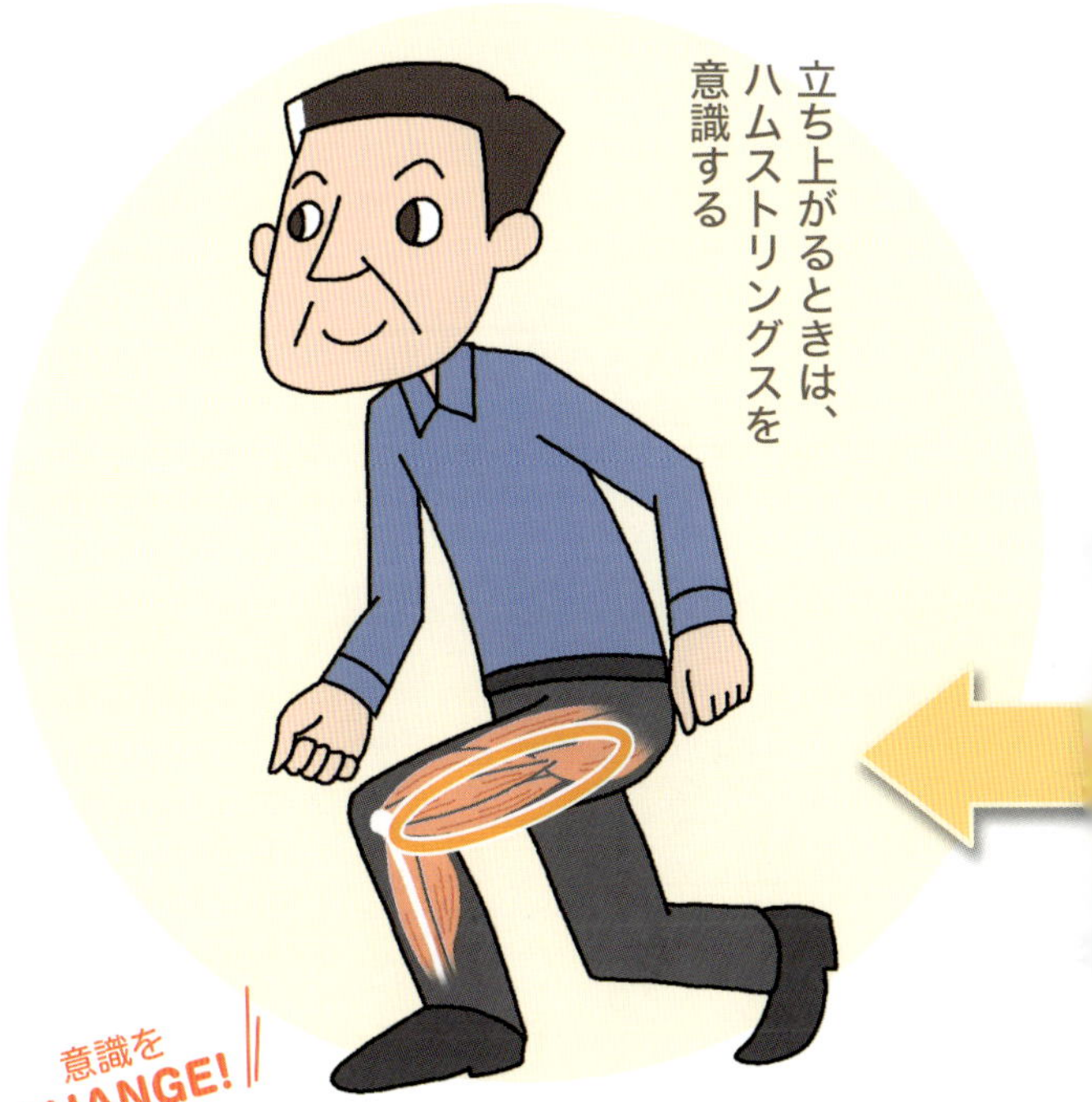
立ち上がるときは、ハムストリングスを意識する

意識をCHANGE!

ハムストリングス群で膝痛を予防

After

後ろ側のハムストリングスは
力強く動かせる！
立ち上がるときにはここを意識！

立ち上がるときに膝への負担が大きくかかる

しゃがんでいた姿勢から立ち上がるときに、膝に痛みが走る人は多いようです。

しゃがむときには、重力に任せて降下するスピードをゆるめるために筋肉を使います。立ち上がるときは重力に完全に逆らうので、より大きな力が必要になります。膝にかかる負担も、立ち上がるときの方が大きいというわけです。

立ち上がるとき、太ももに力を入れると思います。するとほとんどの人が、前側の大腿《だいたい》四頭筋《しとうきん》を意識します。しゃがむときはそれで正しいのですが、立ち上がるときは実はふさわしくありません。立ち上がるときにメインで働かせる筋肉は、太腿の裏側のハムストリングス群。

それぞれを意識して立ち上がり、その違いを確認してみてください。**ハムストリングス群を意識した方が、より楽に立ち上がれた**のではないでしょうか。それは同時に、膝への負担を軽くしているということ。椅子から立ち上がるときも、同様に意識しましょう。

しゃがむより立ち上がる方が膝に負担がかかります

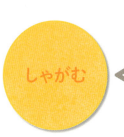

負担大

しゃがむ ＜ 立ち上がる

降下するスピードを筋肉でゆるめている

重力に逆らうので大きな力が必要

使う筋肉
前側
大腿四頭筋

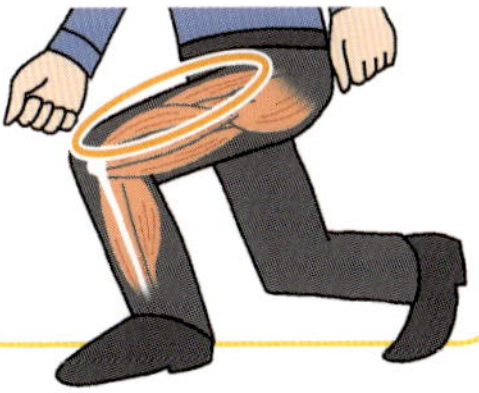

使う筋肉
後ろ側
ハムストリングス群

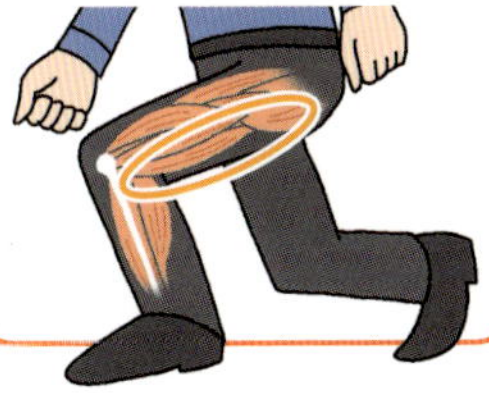

体のヒミツ

しゃがむときは、大腿四頭筋。立ち上がるときは、ハムストリングス群を意識する。

体をうまく使えていない…

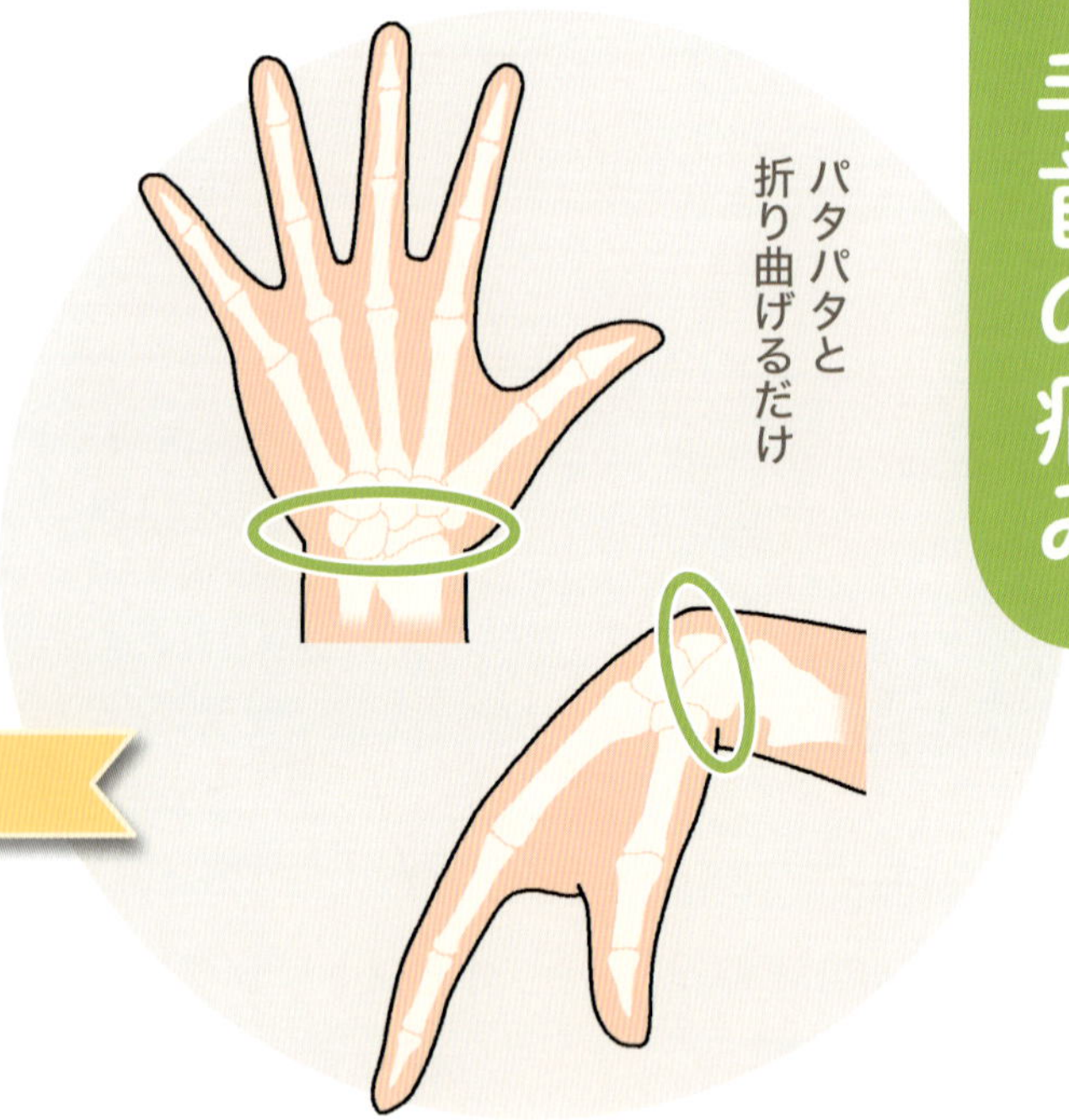

Before

手首を
パタパタと折り曲げているだけだと
負担がかかりやすい！

体をうまく使えるようになると…

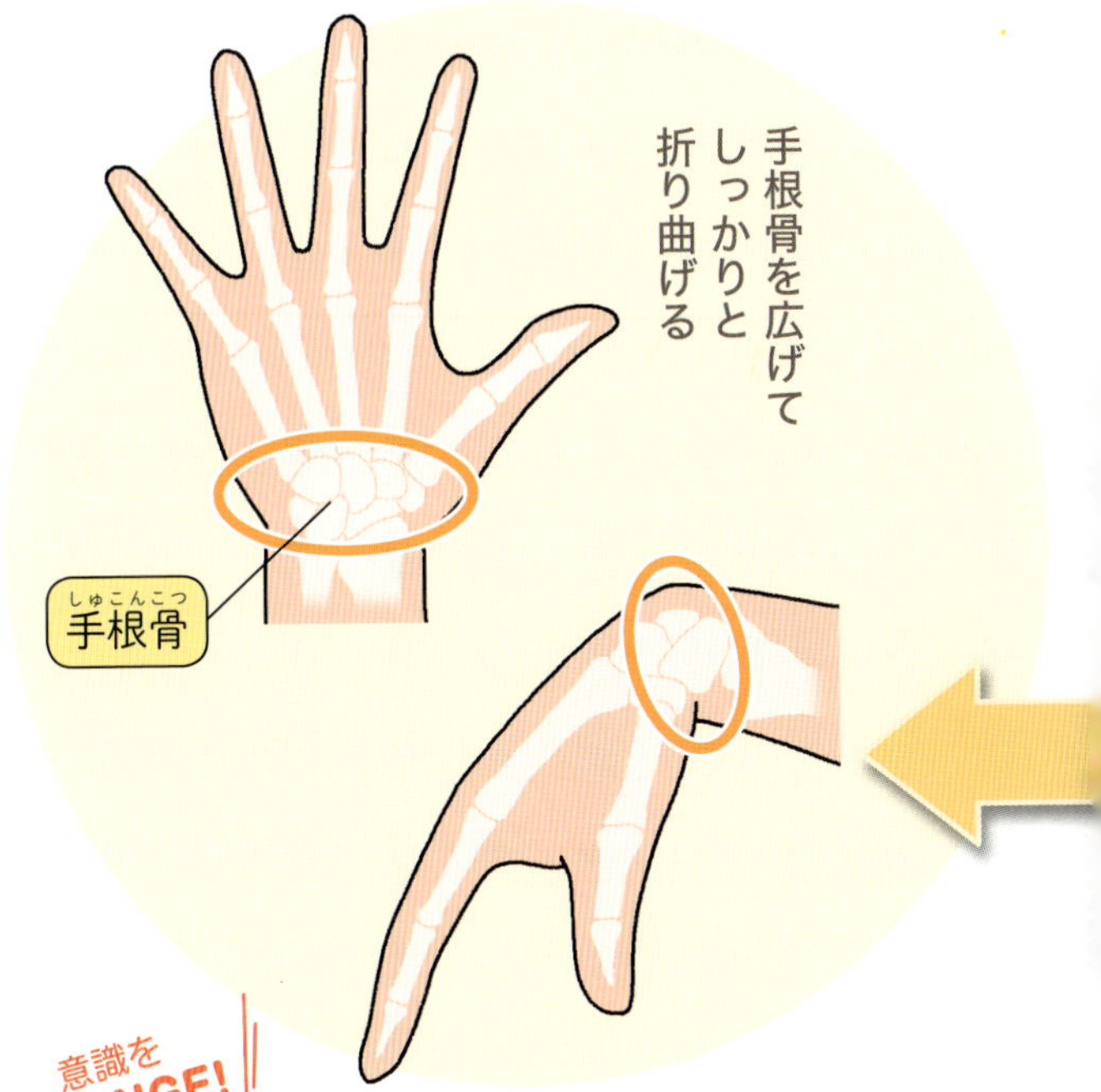
手根骨を広げて
しっかりと
折り曲げる
手根骨《しゅこんこつ》

意識をCHANGE!

手根骨を広げて、大きく広げて、大きく曲げる

After

手根骨を意識して指を目一杯に広げて、しっかりと手首を曲げる！

手首の痛みには、小石のような骨を動かす

日常的によく使う手首は、耐久性が低くて傷めやすい部分です。ほとんどの人が、手首の関節を、ただパタパタと折り曲げるだけのものと思い込んでいます。手の平側からは、確かにそのようにしか見えません。

　しかし、手の甲側で骨をよく観察してみると、小さな石のような骨が集まっているのが解ります。これは手根骨《しゅこんこつ》といって、これらを含めて手首なのです。

　少し実験してみます。すべての指を目一杯に開いてみてください。そして、手首を限界まで内側に折り曲げてみてください。次に、手根骨を意識します。石のような小さな骨は、実は動きます。横に広がり、内側にも反れるように曲がります。手根骨を意識して、同じように指を目一杯に開き、手首を折り曲げてみてください。

　手根骨を意識した方が、より大きく広がり、より大きく曲がったと思います。ただパカパカと折り曲がるだけのイメージが、随分と変わりませんか。手根骨を含めての手首を使っていると、かかる負担も軽減されます。

8つの小石のような骨の
手根骨を意識する

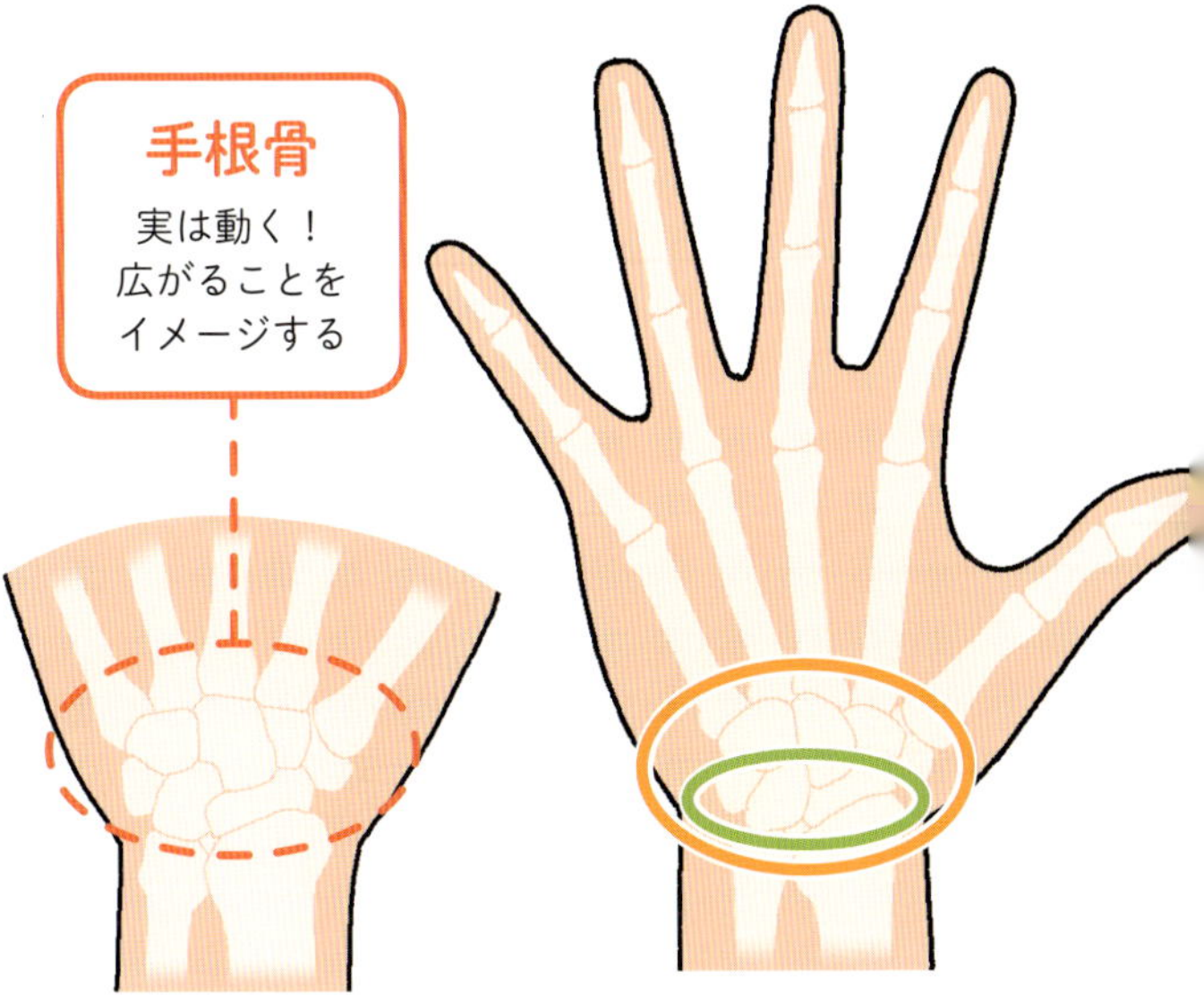

腕の骨と手の境目が手首と思いがち。手根骨を意識すると複雑で繊細な動きが可能になり、手首の動きがスムーズになる。

体のヒミツ

手根骨の骨と骨の間が広がり、より深く手首を曲げることができる。

体をうまく使えていない…

外側の部分を足首を、
曲げる場所ととらえて
動かしている

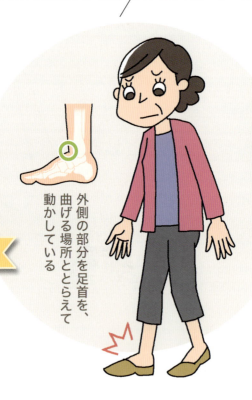

Before

**すねから足の甲にかけて
筋肉が緊張し、
無駄の多い動きになる！**

体をうまく使えるようになると…

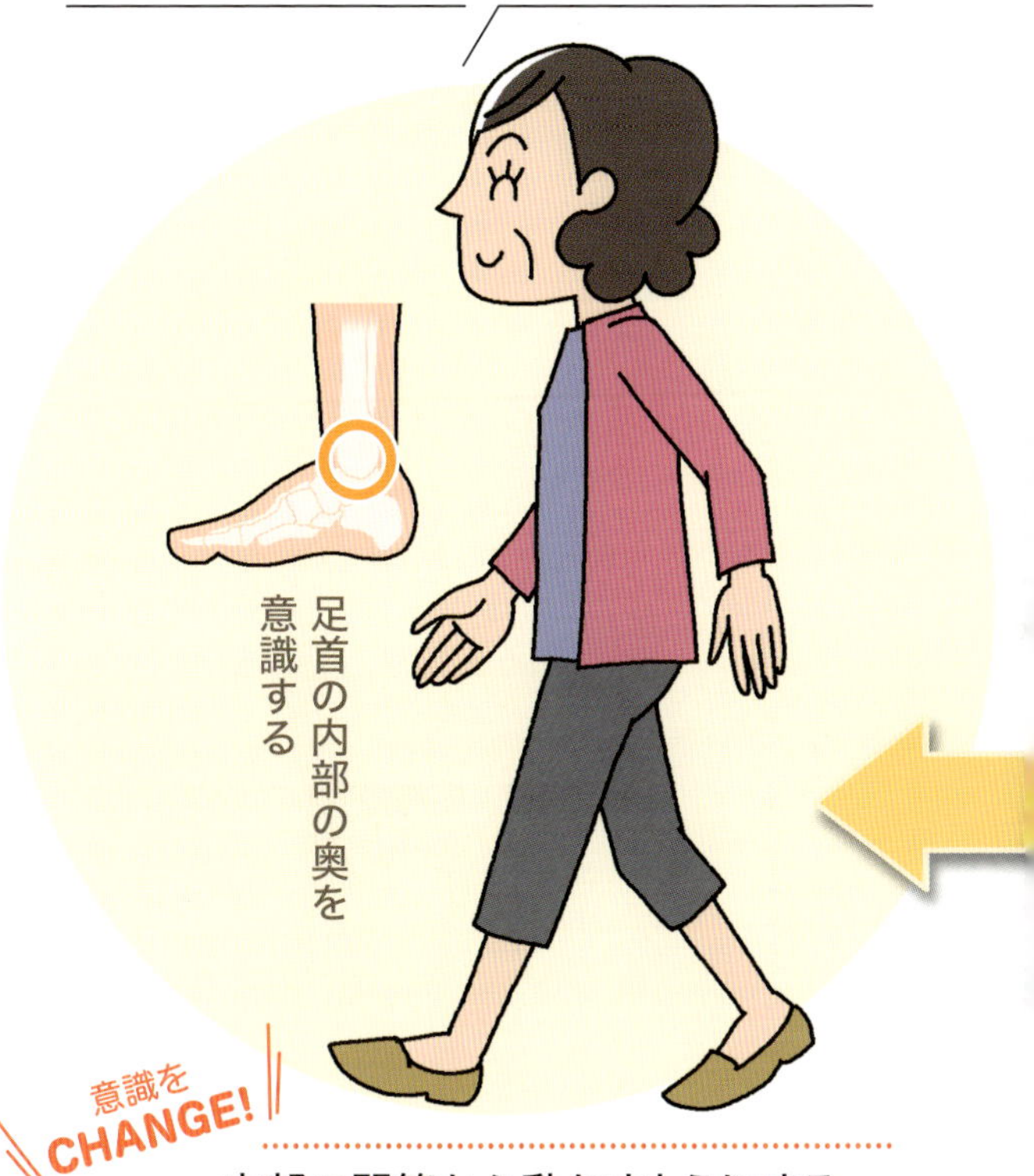

意識をCHANGE!

内部の関節から動かすようにする

After

内部を意識して、
曲げ伸ばしをすると
重さが消えて、筋肉の張りも軽減！

足首は外側ではなく、内部を意識して曲げ伸ばす

全体重のほとんどがかかり、なおかつ細い足首は、やはり傷めやすい部分。転ぶなどのちょっとしたアクシデントで、簡単に捻挫や骨折につながります。歩いたり、走ったりと、普段使っているだけでも、足首痛を覚える人も多くいます。

足首を曲げるとき、ほとんどの人が左ページの絵のAの場所を意識します。しかし、本当はBの場所、距腿《きょたい》関節が動いて足首の曲げ伸ばしをします。Aの部分は、Bが動いた結果として曲がっているだけです。

ですからAの場所を曲げるように意識するよりも、Bの距腿関節を直接、意識した方が効率的です。

Aの場所を意識して足首を曲げ伸ばしすると、動きが重くなって足首からすねにかけて筋肉が張ります。Bの**距腿関節を意識して曲げ伸ばしをすると、動きが軽くなって、筋肉の張りも軽減している**と思います。

距腿関節を意識しながら、少し歩いてみてください。正しい足首の使い方を体が覚えれば、おのずと日常での負担も減ります。

足首を曲げる場所の意識で、
動きやすさが変わる！

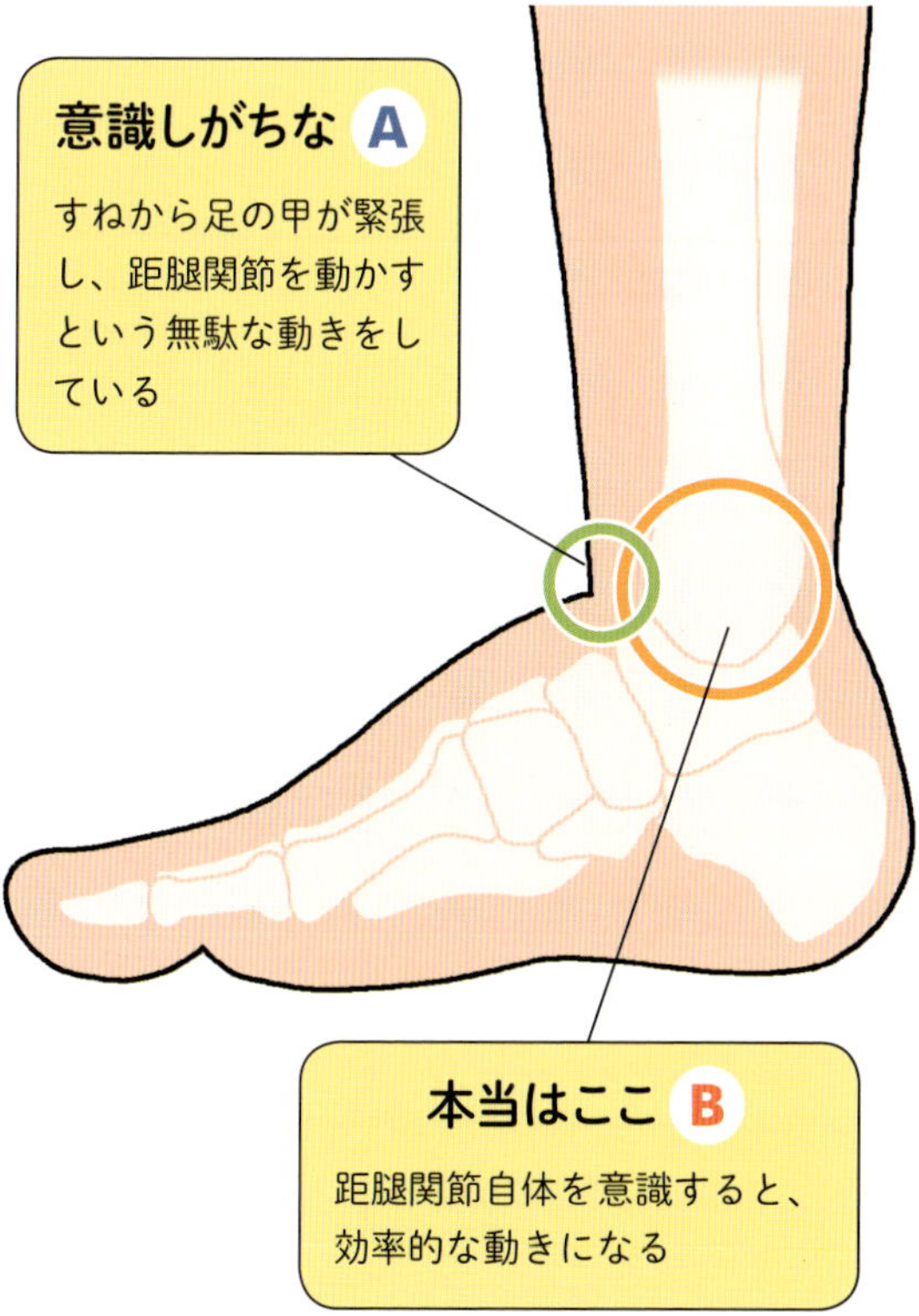
意識しがちな A
すねから足の甲が緊張し、距腿関節を動かすという無駄な動きをしている
本当はここ B
距腿関節自体を意識すると、効率的な動きになる

体のヒミツ

足首の曲げ伸ばしのときには、足首内部を意識するとスムーズに動く！

お悩み
10
指の痛み

体をうまく使えていない…

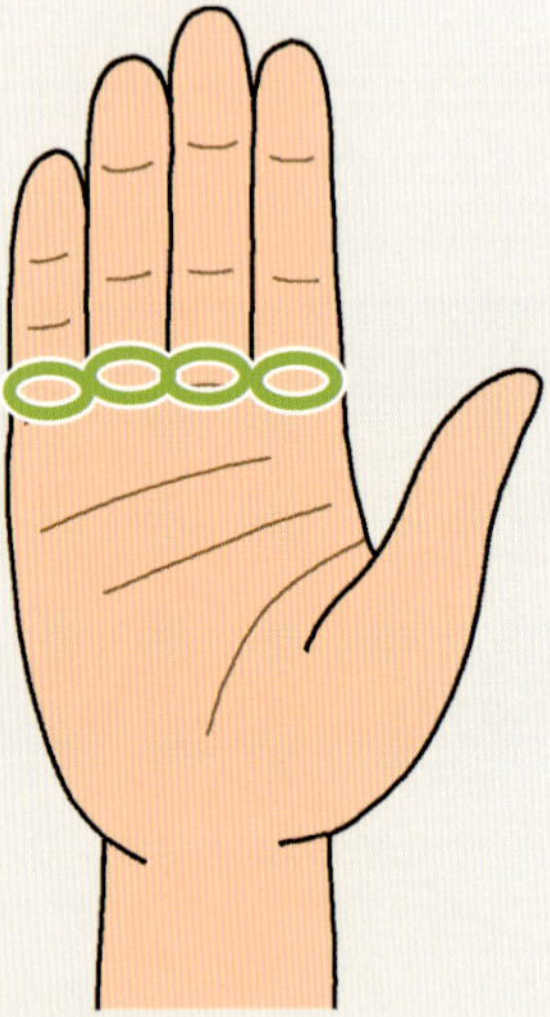

手の平のこの部分から指が曲がっていると思いがち

Before

この場所には関節はない。
曲がっていると錯覚しているだけ！

体をうまく使えるようになると…

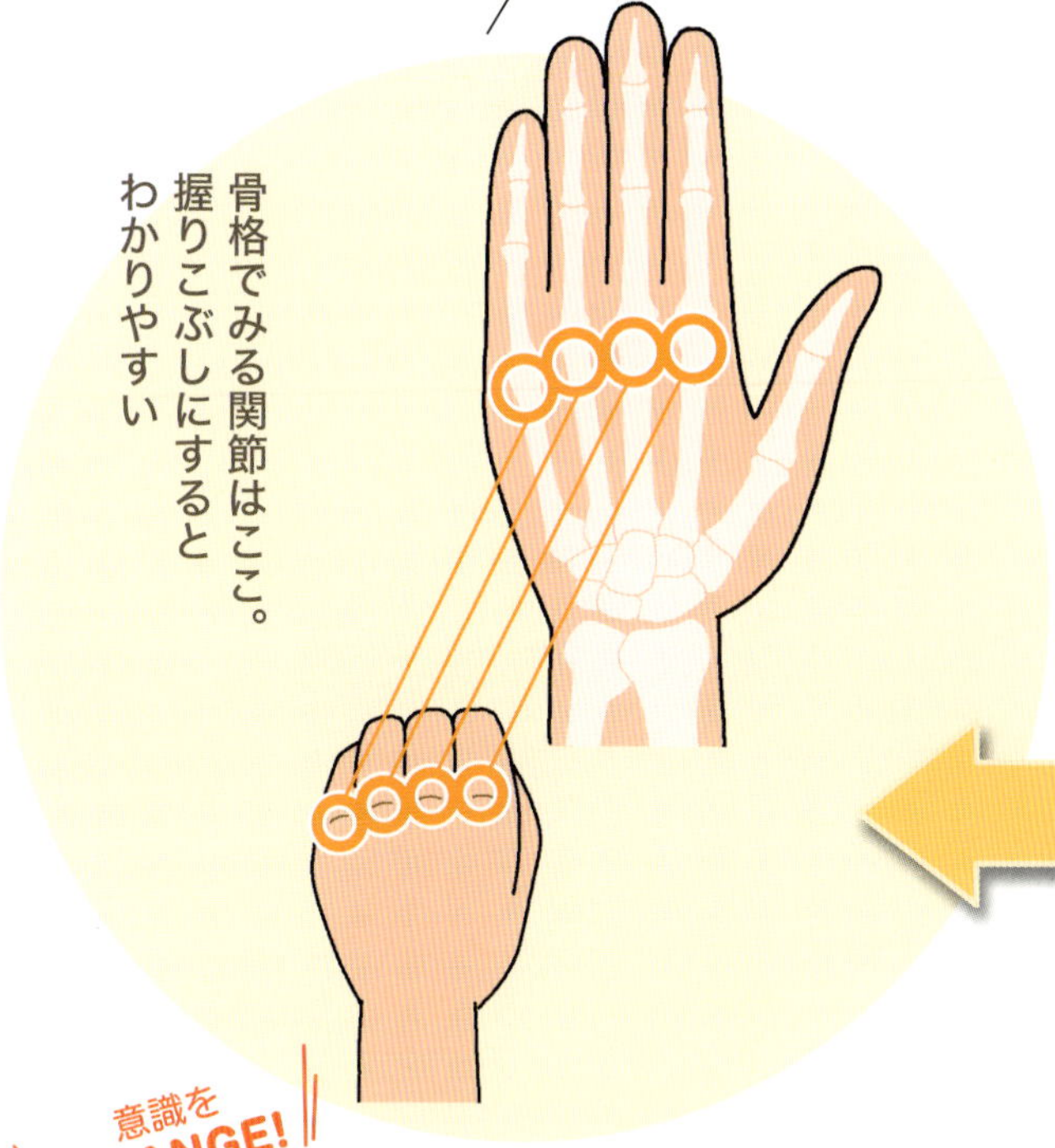
骨格でみる関節はここ。
握りこぶしにすると
わかりやすい

意識を
CHANGE!

正しい関節位置から曲げる

After

握りこぶしででっぱる部分が関節。
ここから指を曲げてみよう！

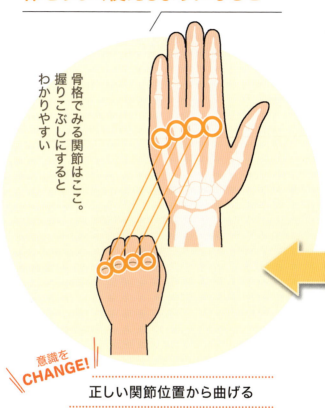

指の付け根は、握りこぶしをつくるとわかる

器用に動かせて便利な指は、使用機会も多く、実は負担も大きくかかっています。単純なつかむという動作、キーボードやスマートフォン操作、ピアノやギターの演奏などが、思い当たるでしょうか。

指への負担は、指の動きを手の平で行っているのか、手の甲で行っているのかで運命が分かれます。手の平を見ると、指の付け根は、どう見ても指と手の平の境A、だと思います。続いて手の甲を見てください。こちらから見れば、指の付け根はBです。AとBとでは、位置が違います。

もしもAを指の付け根とイメージしていると、Aを折り曲げようとします。しかし実際に折り曲がるのはBなので、そのギャップが余計な負担を招きます。指がこわばり、痛みを生じやすくするのです。

Aに意識をおいていた人は、Bに意識をおきなおして、よく観察しながら動かしてイメージを更新してください。指でかけられる力強さも増して、負担を軽減できます。

正しい
指を曲げる関節を意識する

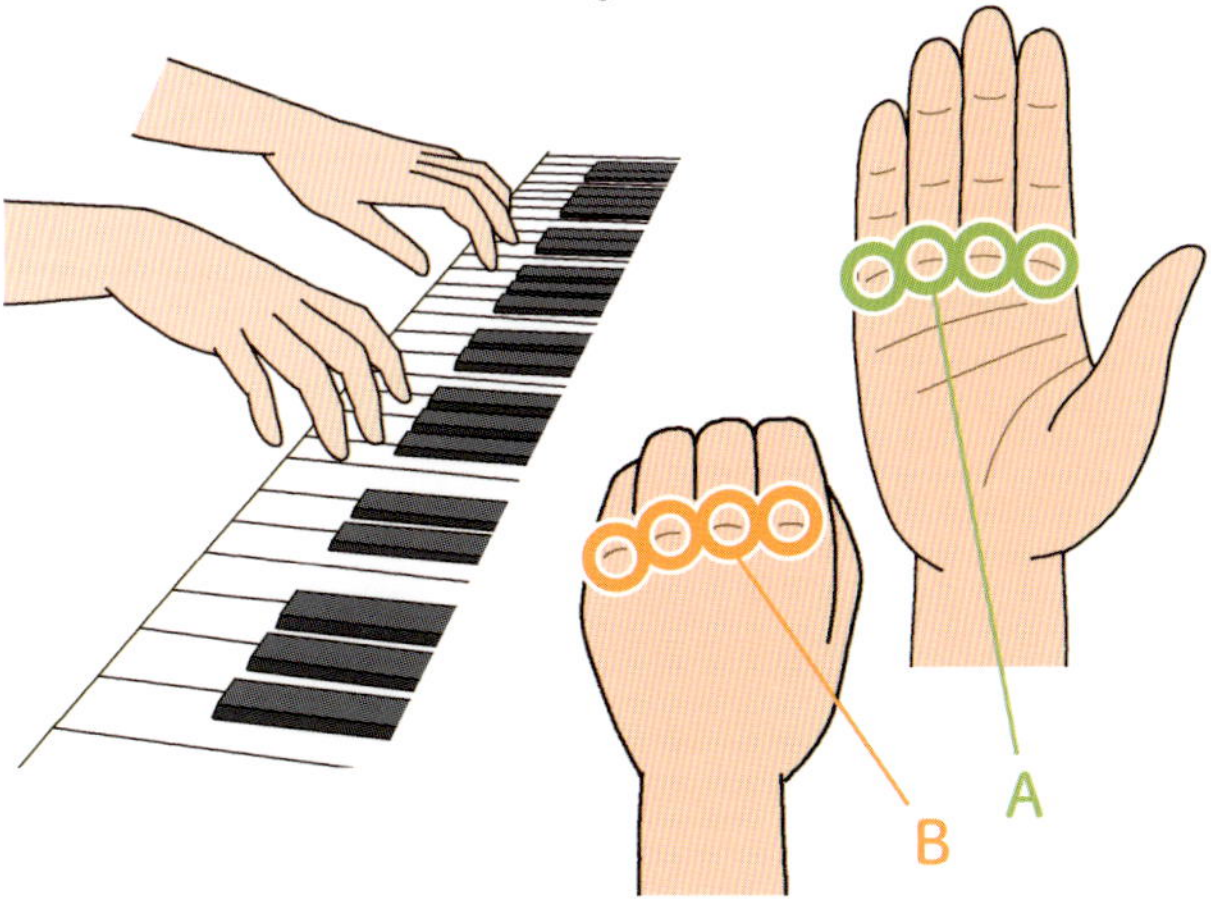

指を曲げる関節は、手の甲から見たときに分かる。意識を変えると……

こわばりや痛みが軽減されるので、**自由自在に動かせるようになる**

体のヒミツ

手の平からみる指の付け根に関節はない。握りこぶしででっぱるところが本当の付け根。

お悩み 11 肘の痛み

体をうまく使えていない…

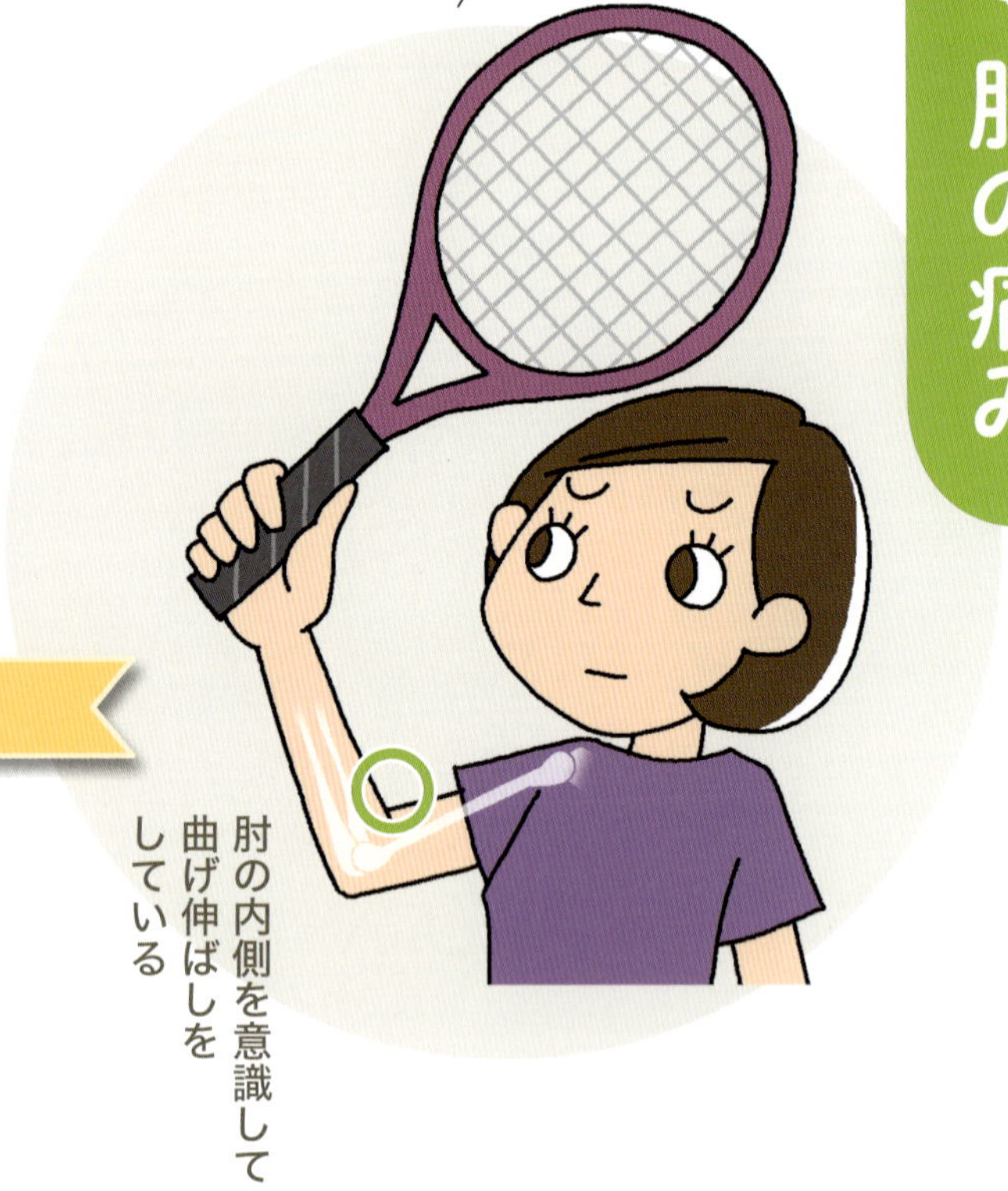

Before

肘の内側を意識して曲げていると、
肘に負担がかかってしまう

体をうまく使えるようになると…

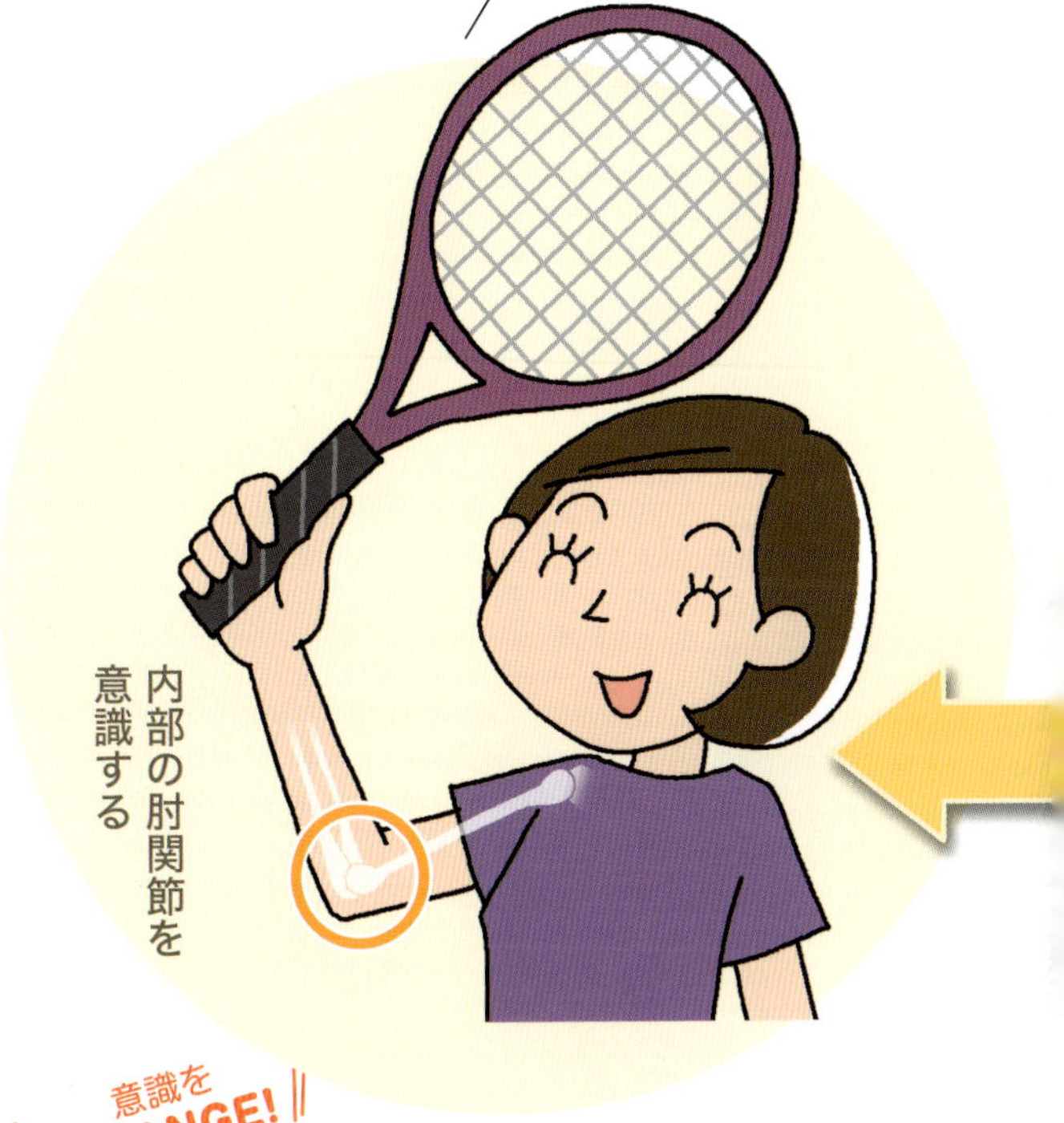

意識をCHANGE!

内部の関節から曲げる意識を

After

肘関節から曲げ伸ばしをすることで、負担を減らせる！

肘関節と肩甲骨を意識して、肘痛を軽減

普段から腕力をよく使う人は、肘をよく傷めてしまいがち。野球、卓球、テニスなどのスポーツでも、肘の故障は付き物です。テニス肘という言葉も有名です。

重い物を持つ場合でも、ラケットを振る場合でも、肘にかかる負担を軽減するポイントは体幹部です。人間の腕は、体幹部から分離された構造になっているため、肩関節から先（腕や手）だけを意識して、動作をしがちです。すると大きな負荷がかかったとき、肘は簡単に傷んでしまいます。

まず、肩甲骨を意識します。腕の付け根は肩関節からでなく、肩甲骨から始まっていると意識してください。それだけで腕の力強さは、各段に変わります。肘にかかる負担も、大きく軽減します。

そして、肘関節にも注目してください。肘を曲げ伸ばしする際、肘の内側を折り曲げる感覚で関節を動かしてしまいがちなのですが、**内部の肘関節を意識するだけで、曲げ伸ばしをする際の肘への負担が軽減します。**

肘の内部の肘関節と肩甲骨から動かそう

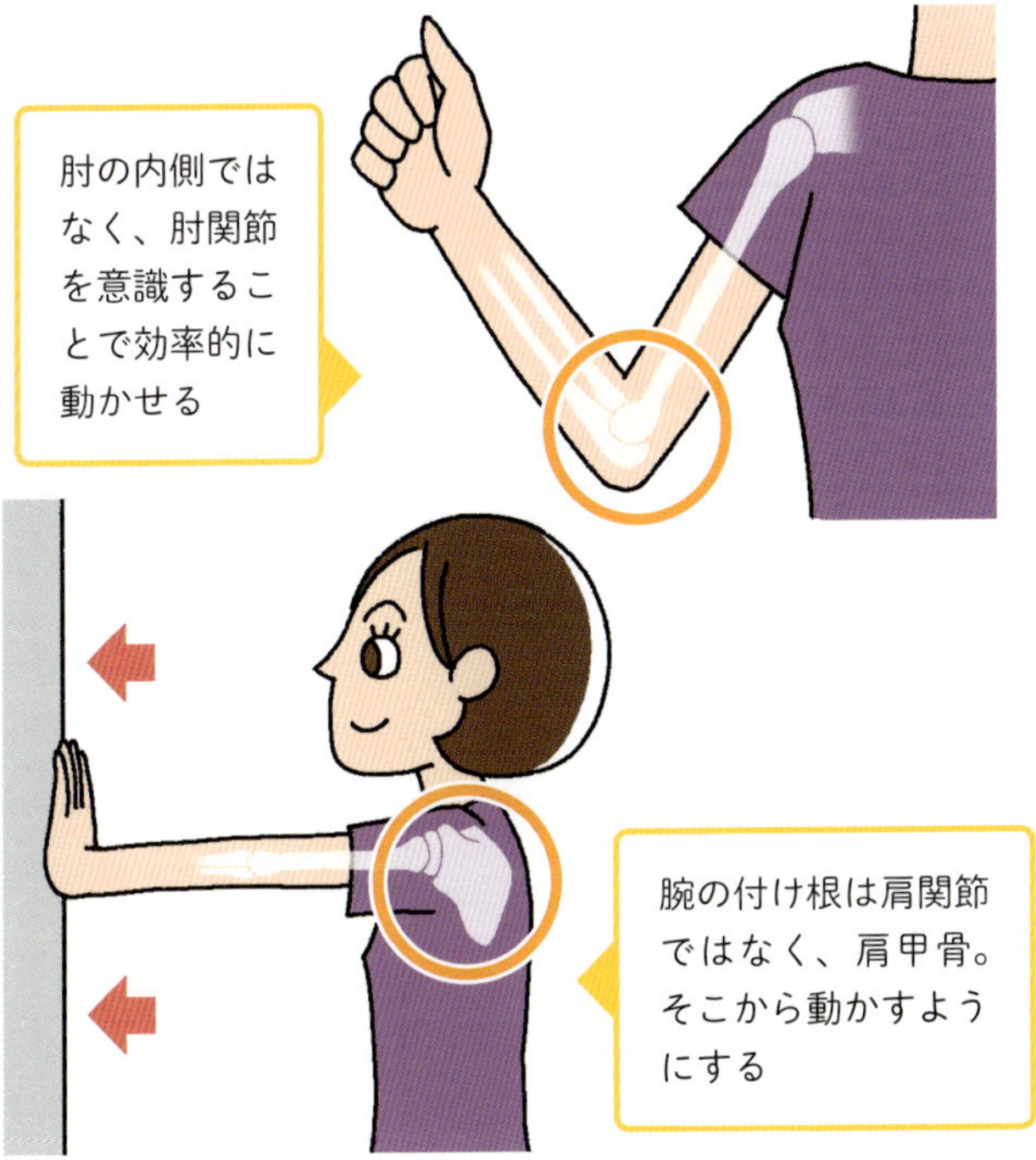
肘の内側ではなく、肘関節を意識することで効率的に動かせる
腕の付け根は肩関節ではなく、肩甲骨。そこから動かすようにする

体のヒミツ

肘間節そのものと、腕の付け根の肩甲骨を意識すると、負担が減る！

お悩み 12

あごの痛み

体をうまく使えていない…

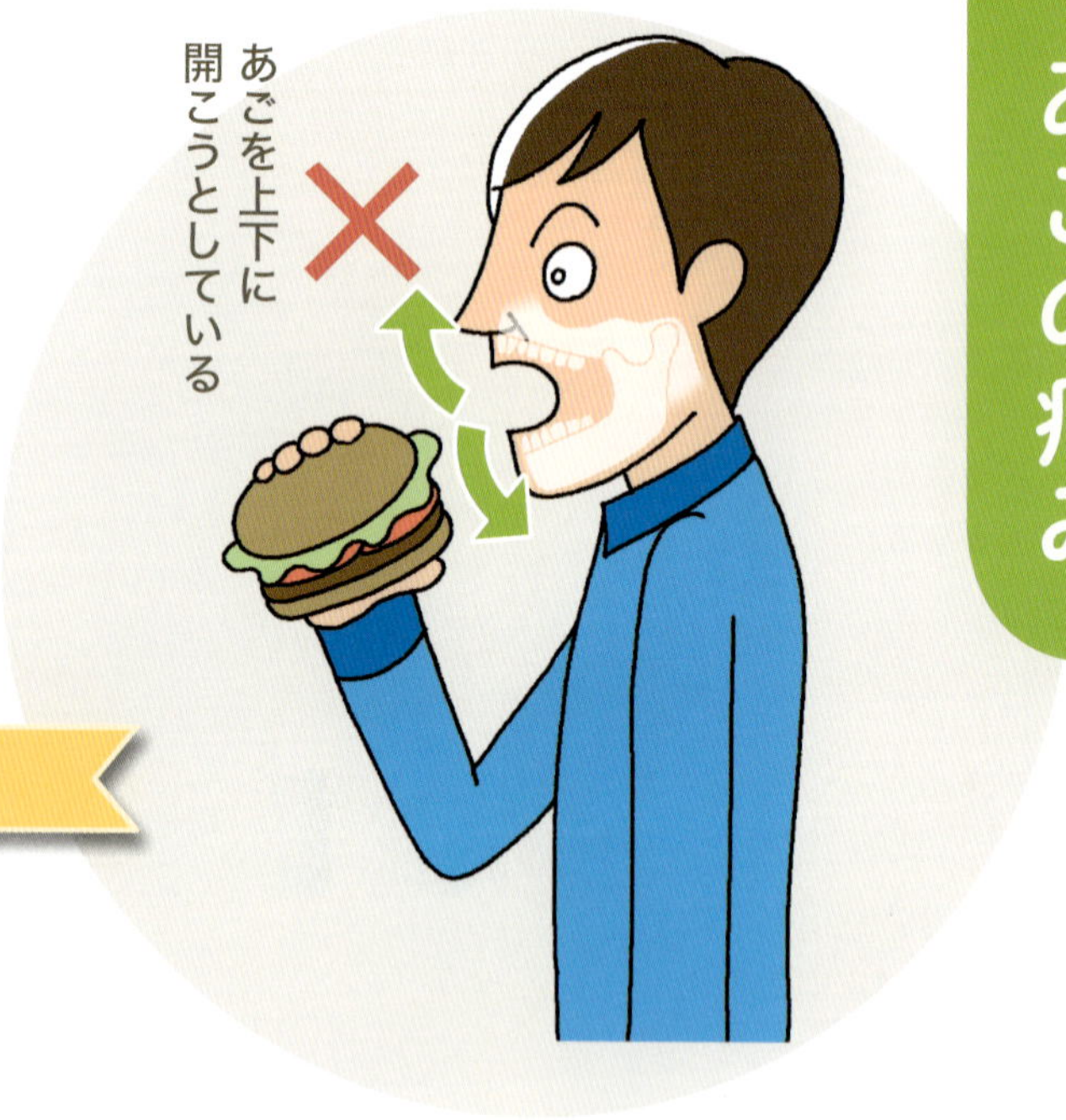

Before

あごの構造上、
上下には開かないのに、
上下に開くと勘違いしている

体をうまく使えるようになると…

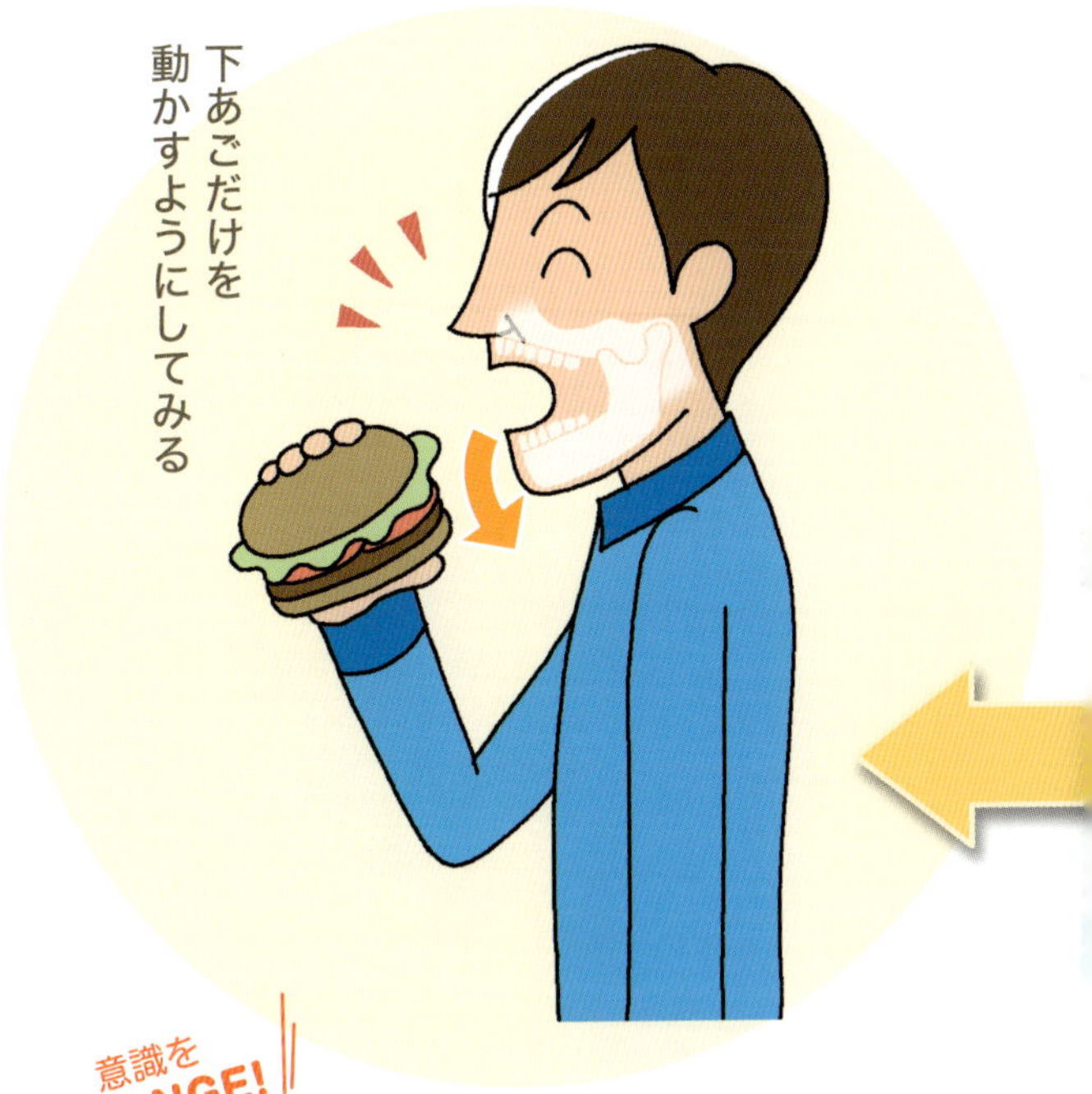

意識をCHANGE!

口は下にしか開かない

After

下あごだけを動かすようにすると、余計な負担が減る

あごは、下あごだけが動かせる

喋ったり、噛んだりしているだけなのに、あごが痛くなる人がいます。顎関節症《がくかんせつしょう》という言葉も、きっと聞き覚えがあるでしょう。

なぜあごに負担がかかるのでしょう？　ほとんどの方が、あごは上下に開くと勘違いしています。しかし**構造上、あごは下にしか開かないのです。**できもしないイメージであごを開こうとすると、それだけで顎関節がこわばります。

これは試してみると、すぐに自覚できます。下あごを手で押さえて、上あごだけを動かそうとしてみてください。当然、できません。逆に唇と鼻の間あたりを押さえて、下あごだけを動かしてみてください。こちらは、簡単にできます。

イメージを正してあごを自由に動かせるようになると、喋りやすさも変わります。音を自在につくれるようになりますから、こちらもぜひ、試して練習してみてください。発音がクリアになり、滑舌も良くなります。

あご関節のこわばりは、
下あごを意識する

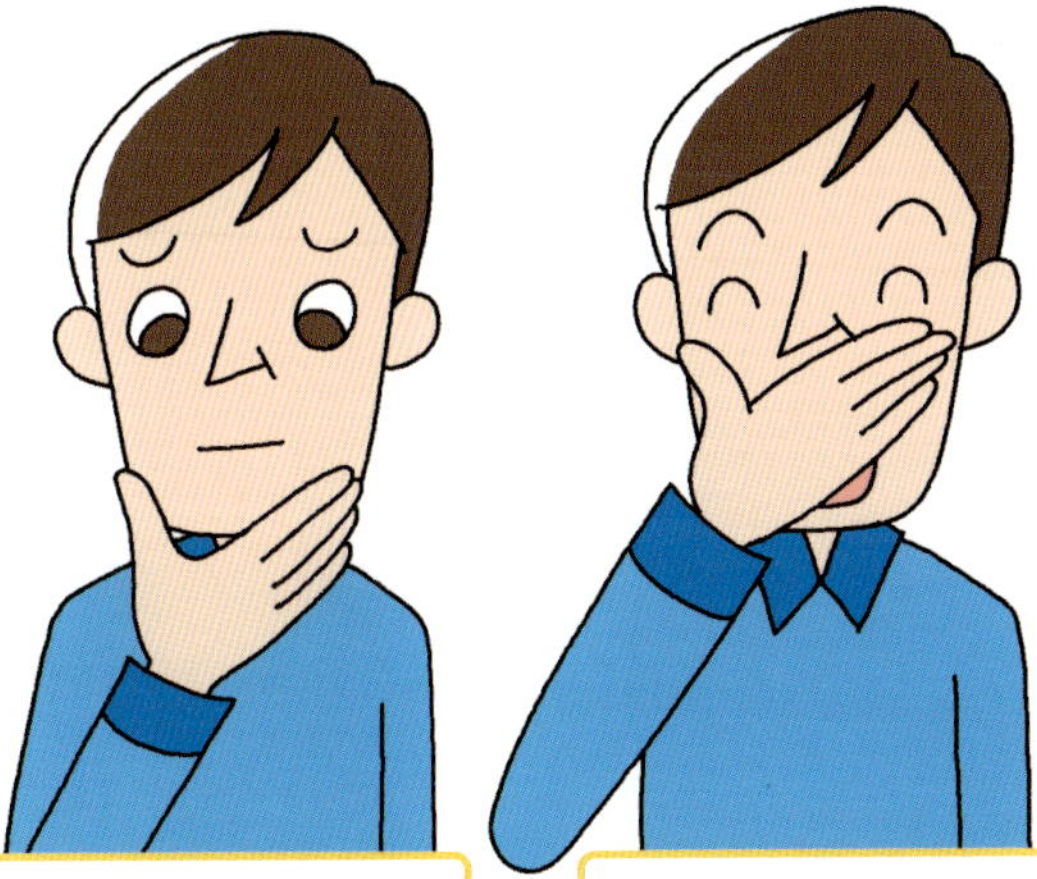

下あごを押さえて上あごは動かせない

鼻と口の間を押さえても下あごは動く

下あごを手で押さえて、上あごだけを動かすのは不可能です。逆に鼻と唇の間に触れて上あごを押さえて、下あごだけを動かすのは可能です。これはあごの構造上、下あごしか動かないからなのです。

体のヒミツ

あごの構造を知ると、顎関節のこわばりがとれ、自由に動かせるようになる。

体をうまく使えていない…

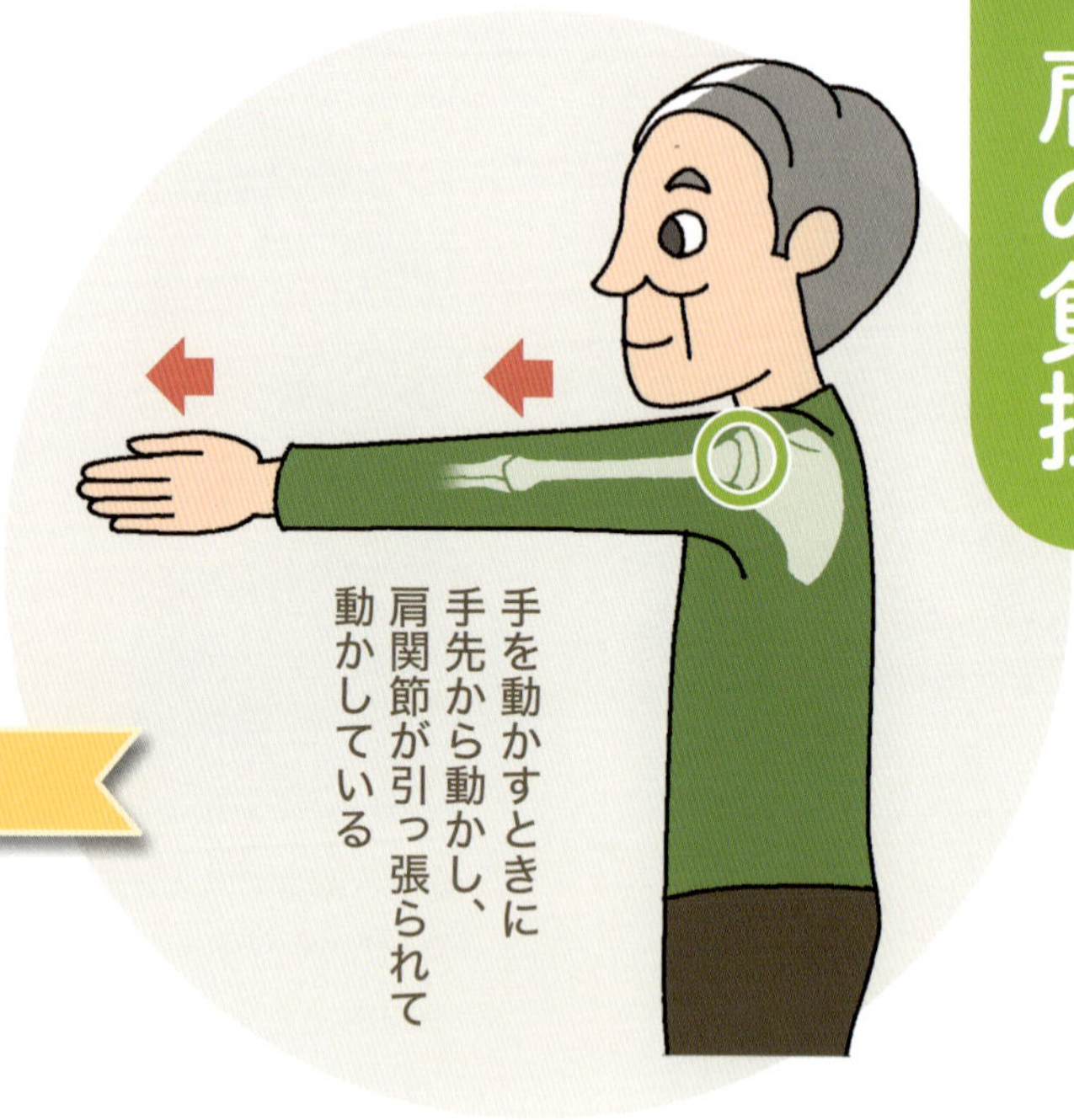
手を動かすときに
手先から動かし、
肩関節が引っ張られて
動かしている

Before

**肩関節が引っ張られた形なので、
肩に負担がかかっている**

体をうまく使えるようになると…

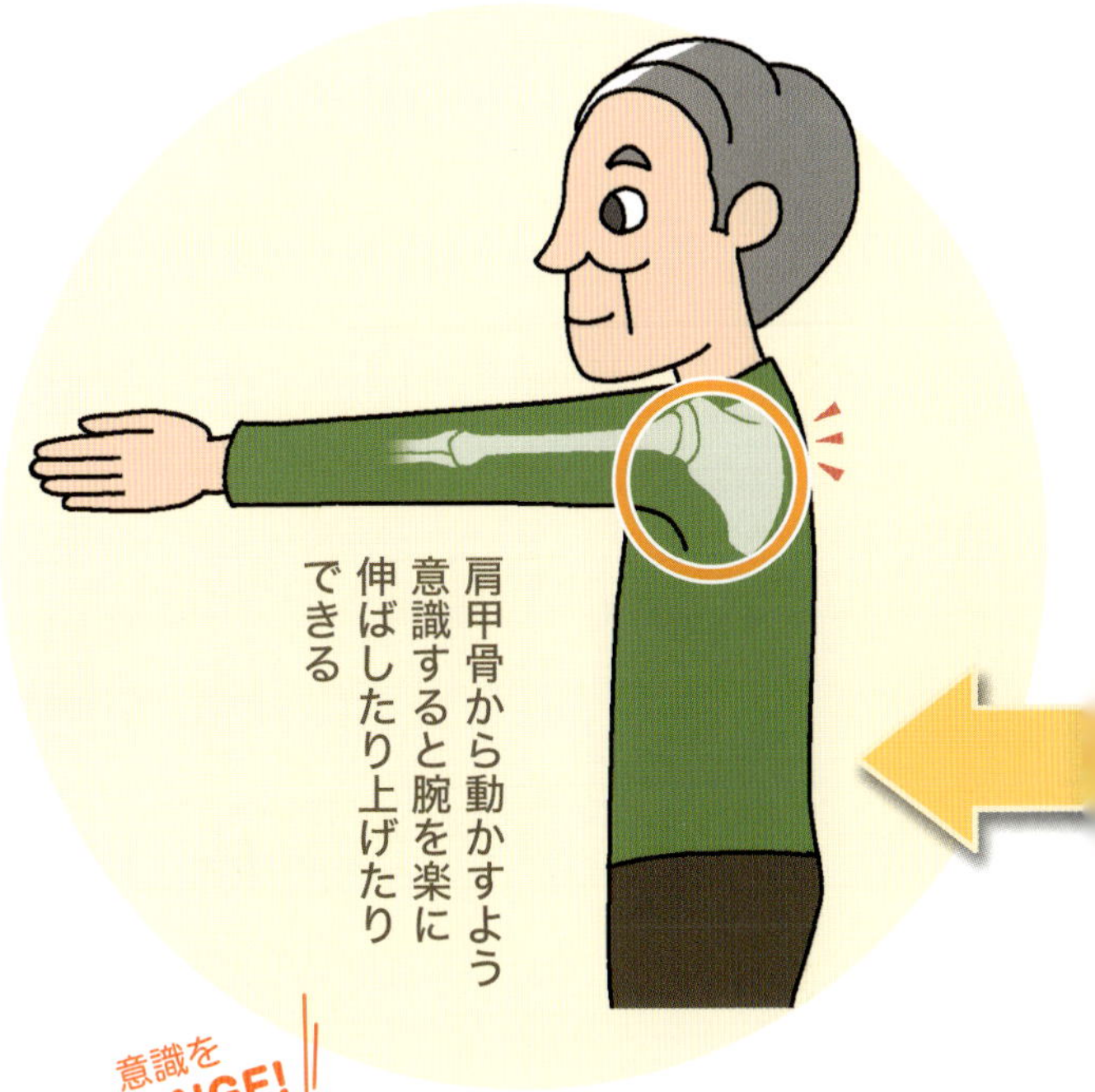
肩甲骨から動かすよう意識すると腕を楽に伸ばしたり上げたりできる

意識をCHANGE!

腕は肩甲骨から動かす

After

腕の付け根は、肩甲骨。
肩甲骨を持ち上げるように意識し、肩への負担を減らす

肩の負担を減らすには、肩甲骨への意識を

肩関節周辺は、日常生活での負荷の積み重ねで傷めやすい箇所です。いわゆる四十肩、五十肩と呼ばれる現象も、負荷の積み重ねで発症すると考えられます。痛みのもとの炎症は治癒反応ですから、傷んできた肩を集中的にメンテナンスしようとする現象ともいえます。

実は、ちょっとした工夫で、肩への負担は各段に減らせます。ポイントは肩甲骨です。多くの人が、手を動かす際に、手先を意識しています。手を上に上げるときも、まず手先が上がっていき、それに引っ張られるようなイメージで肩関節が動きます。これだと、肩に大きな負担がかかっています。

腕の付け根は、肩関節ではなく、肩甲骨と意識した方が構造的には合理的。同じ手を上げる動作を腕の付け根から、つまり肩甲骨を持ち上げる意識からスタートさせてみてください。……いかがでしょうか？　負担が軽く、楽に手を上げられたと思います。

肩甲骨から動かし出す意識で、色々な方向に手を伸ばして確認してみてください。

肩甲骨から動かして、負担を改善

手先を動かすだけ
四十肩
五十肩
手先で肩関節を引っ張ってしまう

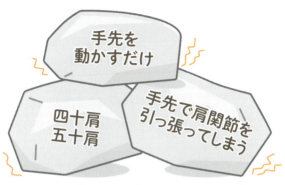

肩への負担と傷んだ箇所が炎症を起こしている

↓

改善

肩甲骨から動かすように意識をしよう！

体のヒミツ

肩甲骨を意識して手や腕を動かすと、肩が楽になる！

体をうまく使えていない…

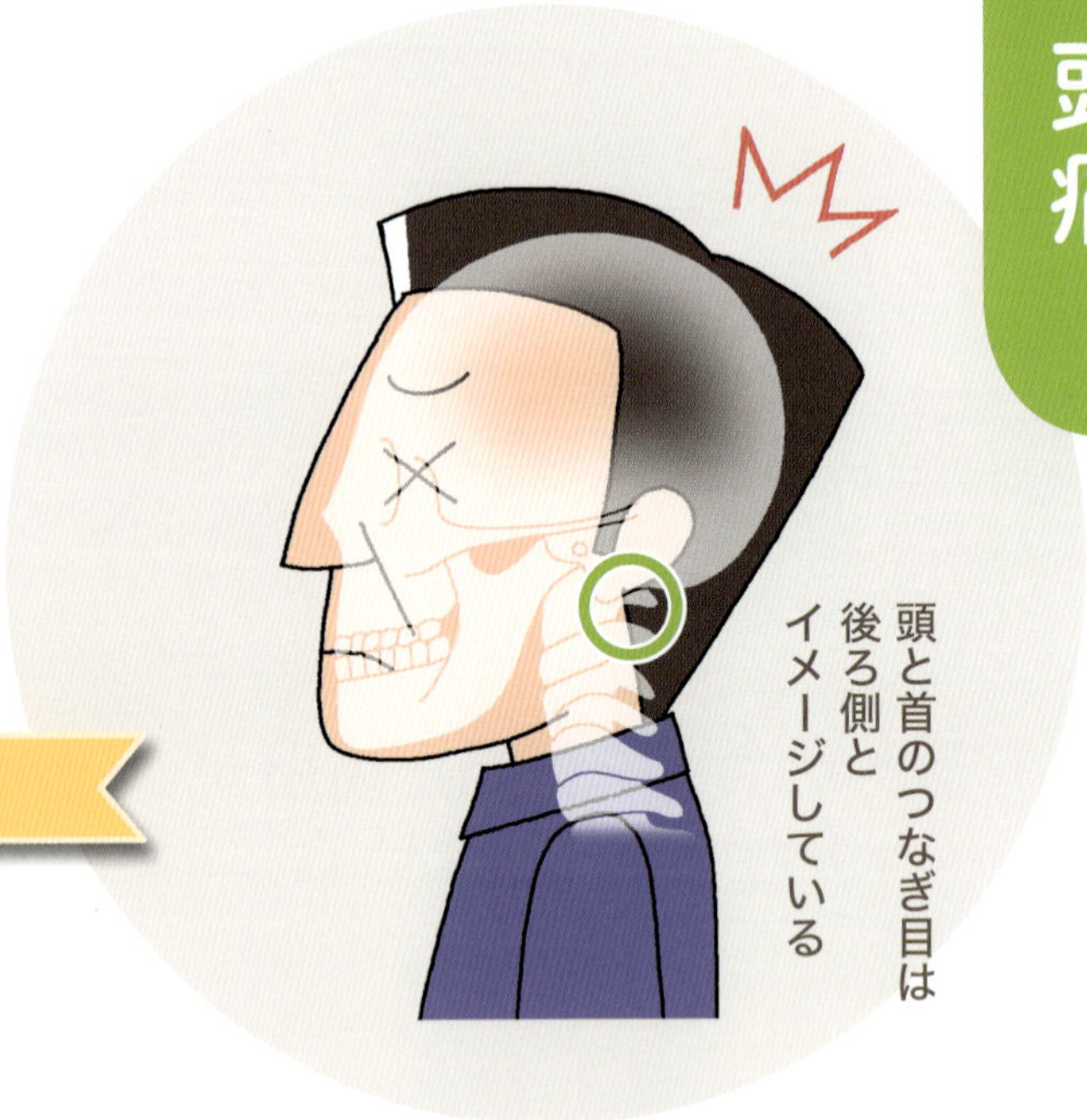
頭と首のつなぎ目は
後ろ側と
イメージしている

Before

**頭と首のつなぎ目が、後ろ側にある
イメージだと、首の後ろ側を
緊張させてしまう！**

体をうまく使えるようになると…

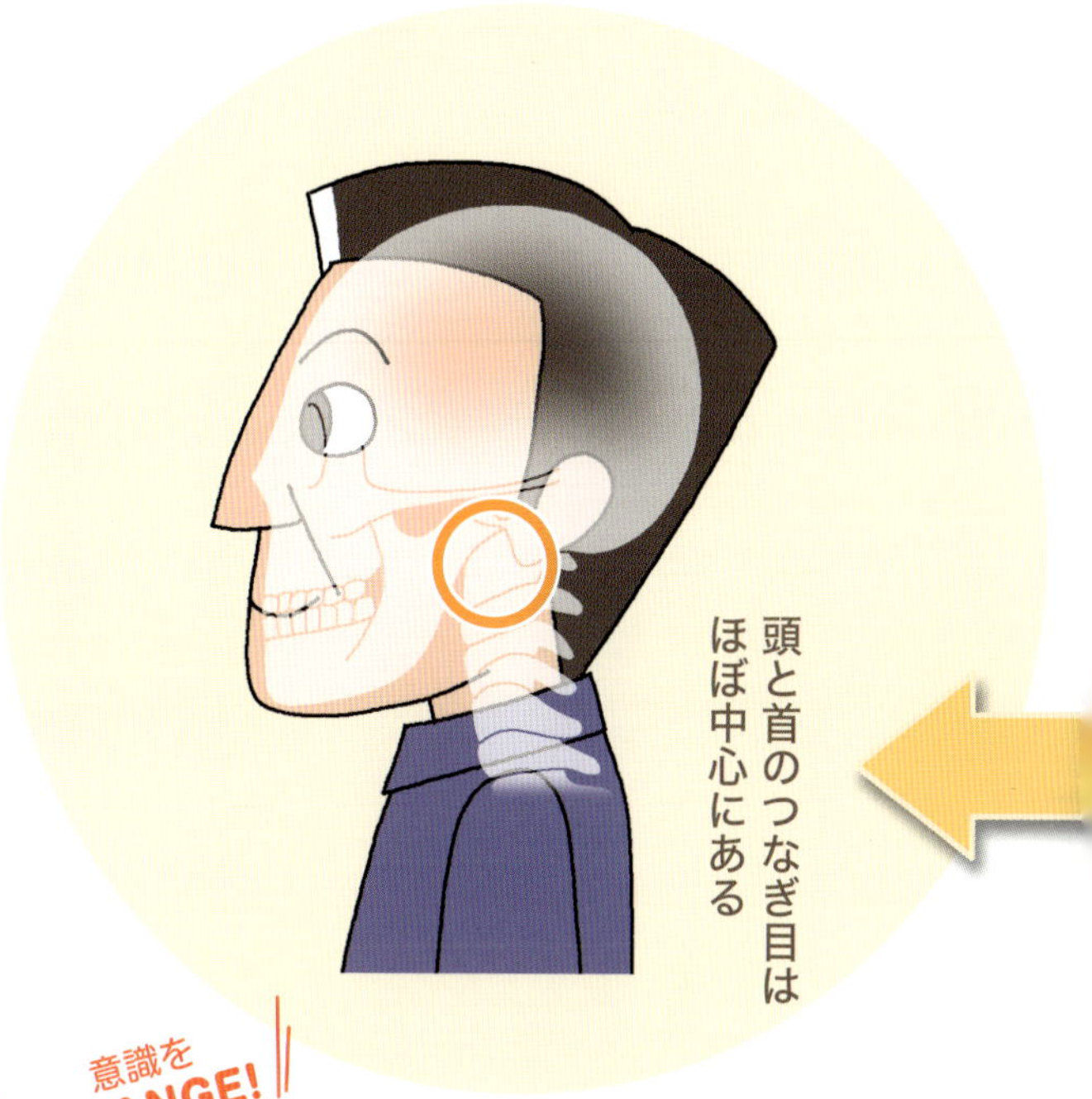

意識をCHANGE!

首の中心が頭と首のつなぎ目

After

頭と首のつなぎ目は、
中心に位置していると意識しよう。

頭痛癖は、頭と首のつなぎ目の意識にある！

頭痛には、緊張性頭痛、偏頭痛、群発頭痛があります。頭痛の7割は緊張性と言われているため、緊張性頭痛についてお話していきます。

緊張性頭痛は、首や肩の筋肉、頭の筋肉などが緊張して痛みを生じさせます。ですから慢性的に首や肩のこりがある人は、頭痛にもなりやすいということです。つまり姿勢を良く、首こり、肩こりの対策がそのまま、頭痛対策にもなります。

加えて、ここで注目したいのは頭と首のつなぎ目です。皆さん、首は後ろ側というイメージが強くあります。すると頭と首とのつなぎ目も、後ろ側にあると無意識で考えてしまいます。実際には、頭と首のつなぎ目は上から見た頭の、**ほぼ中心にあります。**

誤って後ろ側にイメージしていると、首の後ろ側を緊張させてしまいます。正しいイメージに修正されれば、首は余計な負担から解放されます。**頭痛を引き起こす大きな原因のひとつが、この意識だけで消えるのです。**

首の骨は後ろ側ではなく
中心に通っている

×　首の骨が後ろに出っ張っているので、頭と首のつなぎ目を後ろに意識してしまう

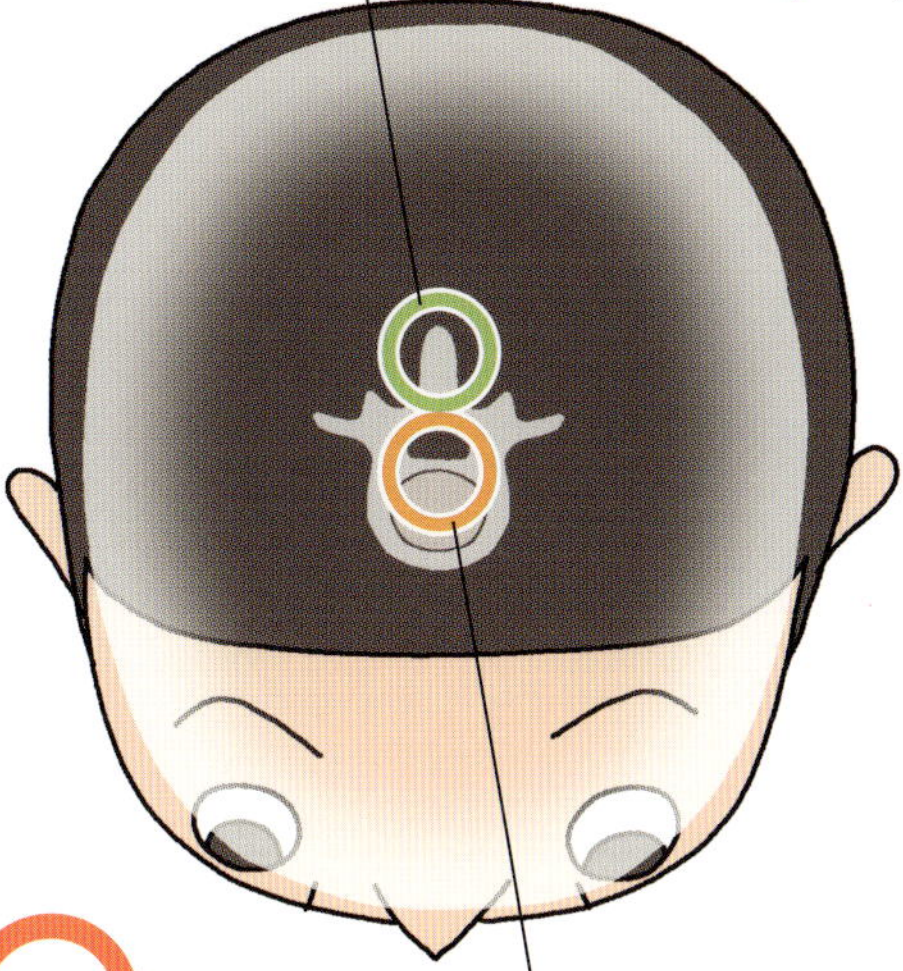

○　つなぎ目は、ほぼ中心にあると意識すると、首が硬直から解放される

体のヒミツ

首の骨は首の後ろ側という意識が、頭痛の原因に。首の中心を意識しよう。

体をうまく使えていない…

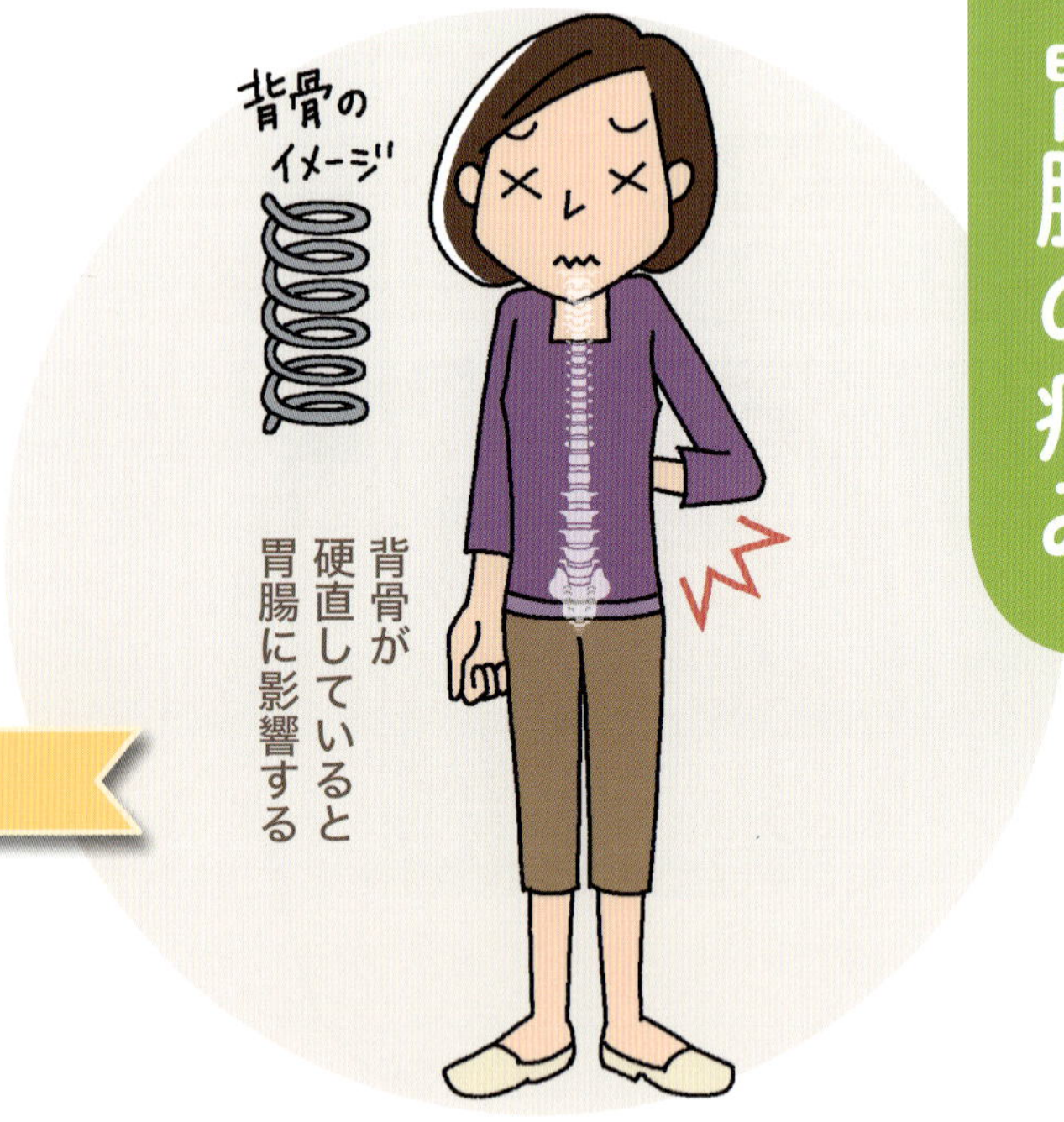
背骨のイメージ
背骨が硬直していると胃腸に影響する

Before

背骨付近の緊張は、胃腸の機能にも影響してしまう

体をうまく使えるようになると…

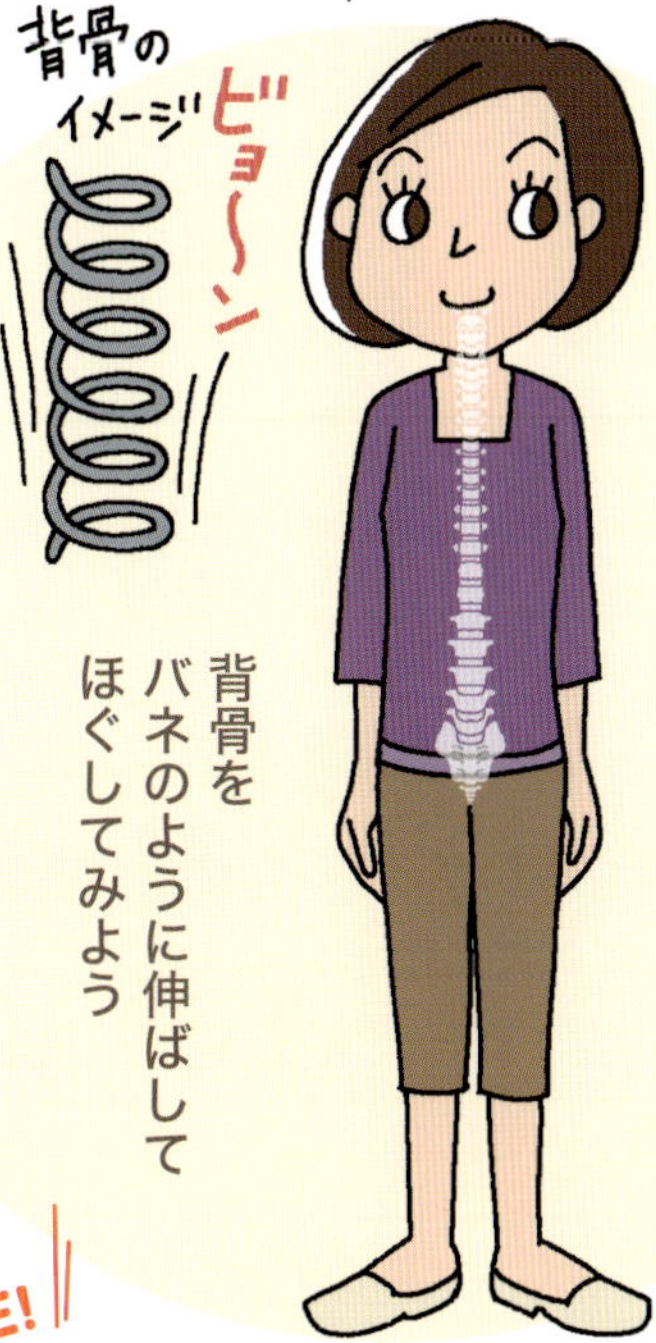

意識をCHANGE!

背骨を伸ばして動かすことで胃腸にアプローチ

After

背骨全体がほぐれると、
胃腸のコンディションが良くなる！

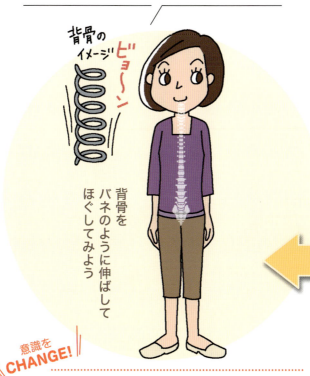

胃腸の痛みは、背骨付近の緊張が原因

実は背骨付近の硬直は、胃腸の動きを悪くしてしまいます。そこから胃腸が重い、痛いといった症状につながります。

つまり、**背骨付近の緊張が解放されると、近くにある内臓機能も連動して良くなるということ。**背骨を整えるもっとも効果的な方法として、私は「背バネ運動」をおすすめしています。

背骨は7個の頸椎、12個の胸椎、5個の腰椎の椎骨《ついこつ》が連なって形成されています。そのため曲げたり、捻じったりという動きも可能になります。この連なりを、バネにようにイメージするのが背バネ運動です。

ほんの少しですが、椎骨と椎骨の間は広げられます。椎骨と椎骨の間を広げるイメージで、背骨を伸ばしてみてください。その状態で背骨をぐにゃぐにゃと自由に動かすと、驚くほど早く背骨付近が全体的にゆるみます。平行して、胃腸のコンディションも良くなります。ちなみに腰椎を広げるイメージをしながら「大腰筋ウオーキング」をすると、硬い腰が瞬時にゆるみ、腸もゆるみます。

背骨付近をゆるめる
「背バネ運動」

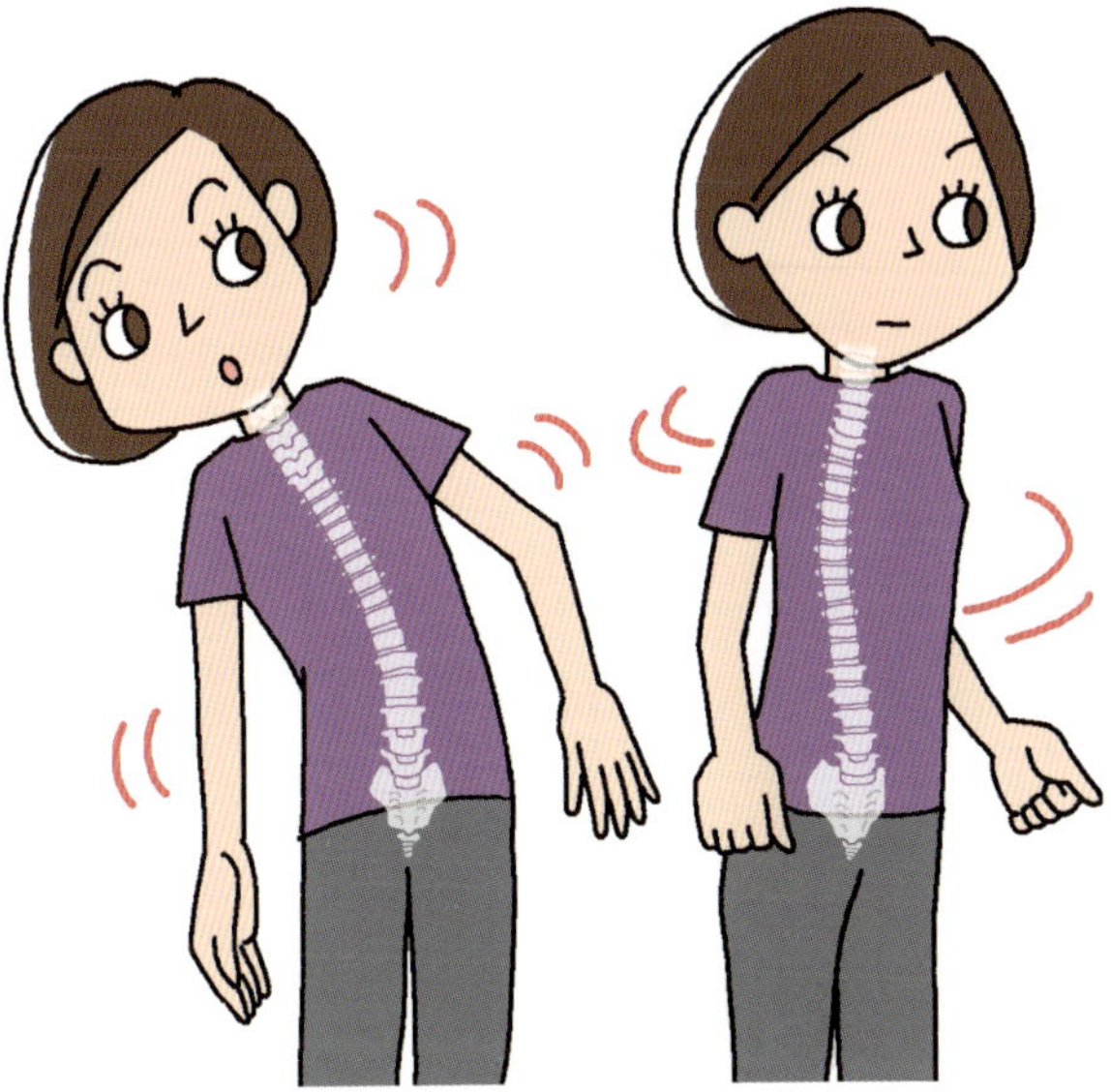

背骨を伸ばすイメージの「背バネ運動」と、40ページの「大腰筋ウオーキング」を合わせると、さらにゆるめることができます。

体のヒミツ

背骨を自由に動かして、背骨付近をゆるめると胃腸の動きが良くなる！

COLUMN 3

冷えが招く体の不調

皆さんもご存知の通り、冷えは「万病のもと」と言います。冷えは大きく分けて、二種類があります。体全体が低体温である場合と、手足や下腹部などが部分的に冷えている場合です。

従来は体温が高い方が健康に良いというのが定説でしたが、近年では低体温（36度以下）の方が長生きする傾向にあると明らかになってきています。

部分の冷え

自律神経の乱れ

全体の血行不良

　なぜ低体温の方が長生きをする傾向にあるのかは解明されていませんが、基礎代謝が関係していると言われています。高い体温を維持するには、カロリー摂取が必要になります。生物は食べ過ぎると寿命が短くなる傾向があるので、低体温と長生きとの因果関係も、そこにあるのではないかと考えられています。

　つまり体温は、食事と密接な関

係にあります。70歳を超えたら省エネモードに切り替えて、体温を上げ過ぎない方向性も検討すべきでしょう。

しかし、部分的な冷えは放置してはいけません。足が冷えている状態は、健康に良いとされている頭寒足熱とは真逆。熱バランスが崩れて冷えのぼせを引き起こし、自律神経を乱します。また全体の血行が悪くなり、下腹部が冷える原因にもなります。そこから婦人科系、大腸、膀胱といった内臓の機能が低下し、月経トラブル、下痢、膀胱炎などにつながります。

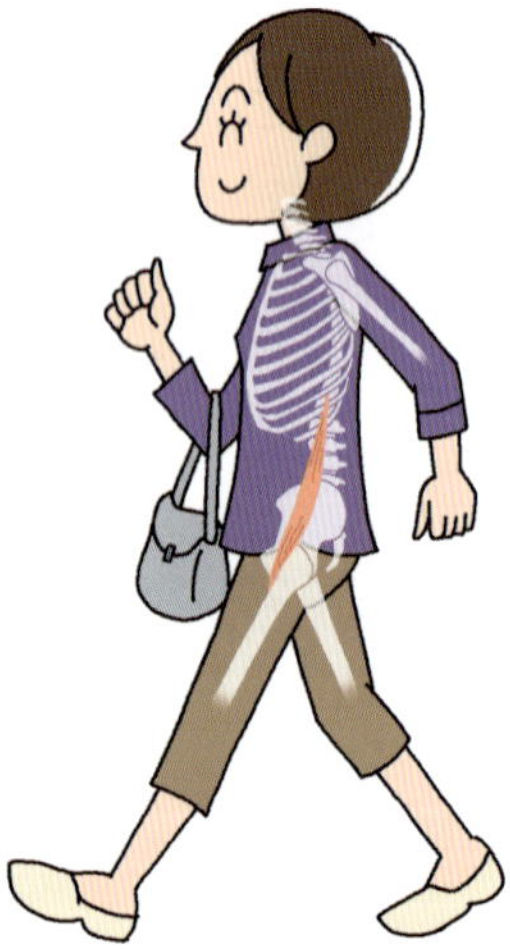

冷えが万病のもとと言われるのは、こうした負の連鎖があるからです。

冷えを改善するには、普段からよく歩くようにして、就寝前には38～39度のぬるま湯に30分以上は浸かるようにしてください。その際、胸を湯から出すようにすると、心肺への負担も少なく入浴できます。よく半身浴の指南で、「寒い日には肩にタオルなどをかけて温めましょう」と推奨されていますが、あまり意味はありません。すぐそこに温かいお湯があるのですから、寒ければ少しだけ体を沈めて全身浴をして、また戻るようにしましょう。

部分的な冷えを次の日に持ち越さず、全身を血行の良い状態に保つことができます。万病予防として最適ですし、こりの軽減は早期に実感できるでしょう。

体をうまく使えていない…

眼球《がんきゅう》そのもので見ようとしている

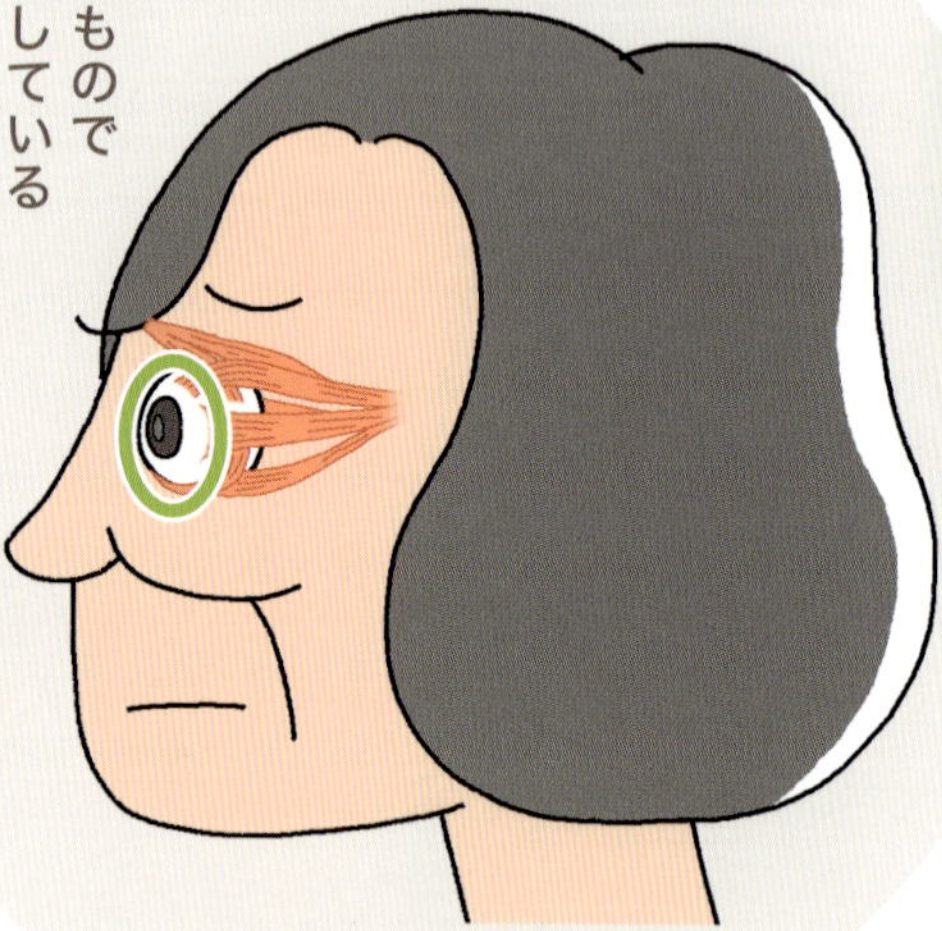

Before

眼球に意識を向けていて、
動かしている眼筋が硬くなっている

体をうまく使えるようになると…

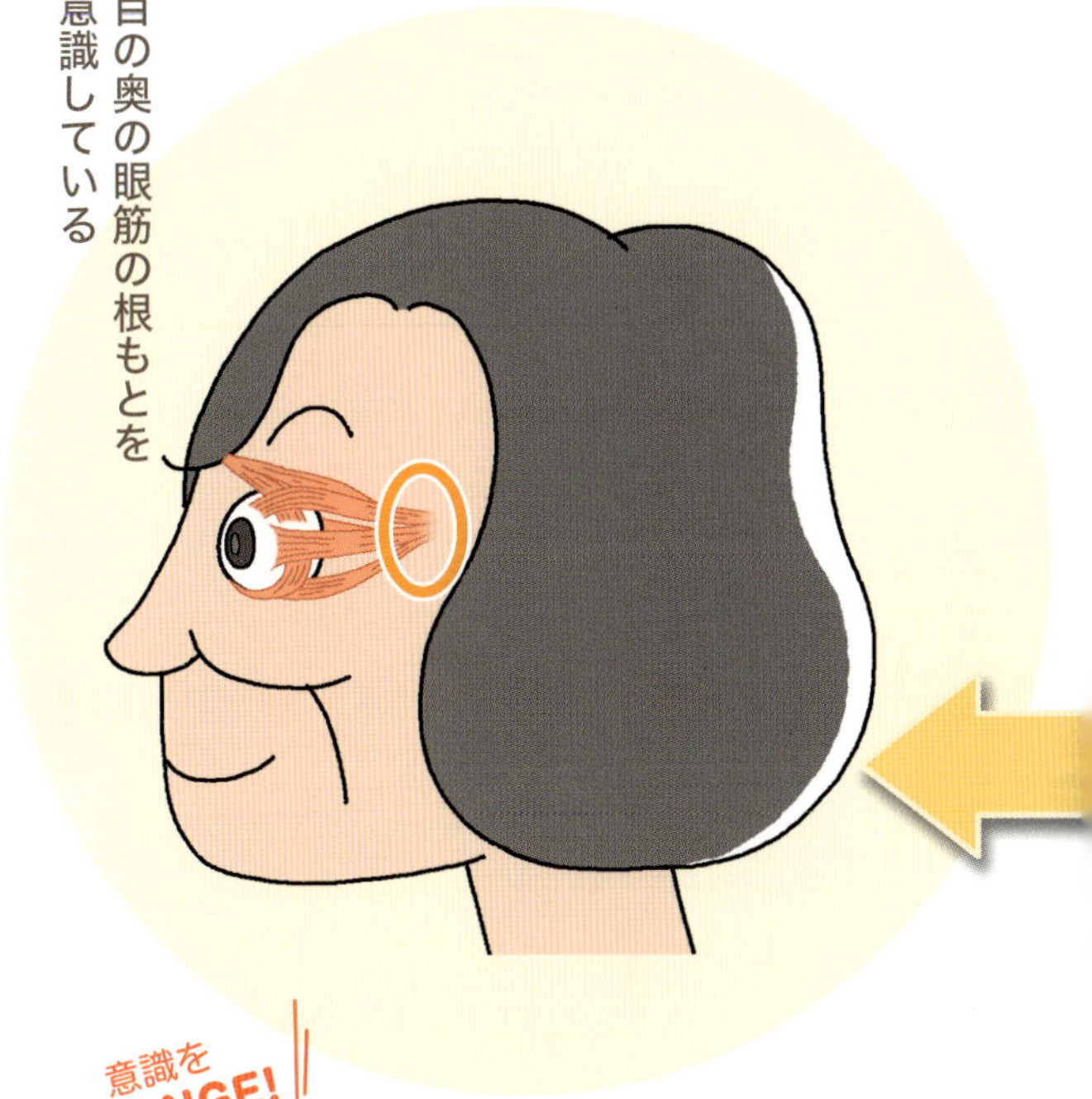

意識をCHANGE!

「見る」のではなく筋肉を動かして見る

After

**眼筋の根もとを意識すると、
視野が広がり、クリアに見える**

眼筋と毛様体筋を意識すると、クリアに見える

目が見える仕組みは、カメラとよく似ています。目の表面のレンズ部分で光を捉えて、目の奥のフィルム部分で像となります。それを視神経が電気信号に変換して、脳が映像を認識するという構造です。

くっきりと見るためには、ピントを合わせる必要があります。レンズに当たる水晶体を変形させて、ピント調整が行われます。その変形を行うのは、眼筋《がんきん》と毛様体筋《もうようたいきん》の力です。

ただ対象を**「見る」と意識するよりも、これらの筋肉を意識して動かした方が、見える映像がよりクリアになります。**眼筋を意識すれば視界が開け、遠近の調整が自在になります。毛様体筋を意識すれば、こちらも遠近のピントを合わせやすくなります。筋肉を正しく意識して使えば、見え方も変わるのです。ただ眼筋に比べて、毛様体筋にはコツと慣れが必要です。

全体の血行不良、首肩のこりは、目の筋肉にもダイレクトに影響を及ぼします。つまり姿勢の悪さ、首こり、肩こりは、目のコンディションと深く関わっているのです。

眼筋に加え

毛様体筋も意識してみよう

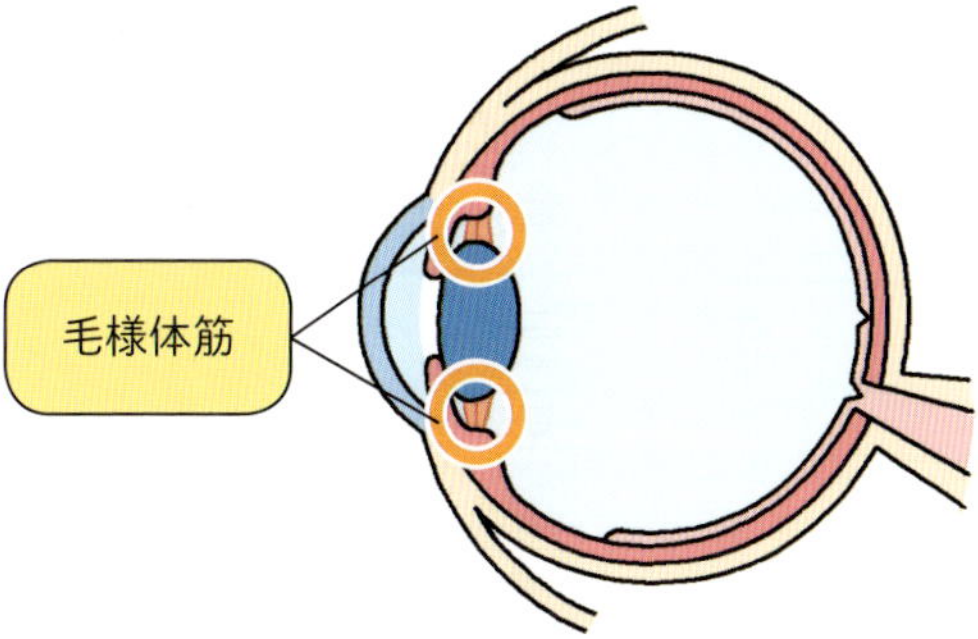

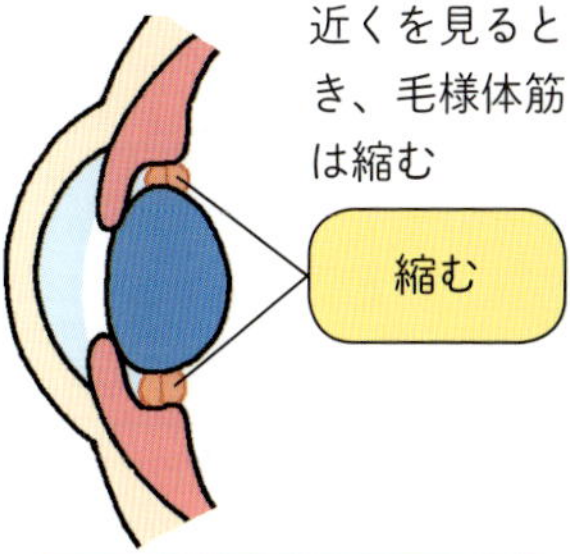

近くを見るとき、毛様体筋は縮む

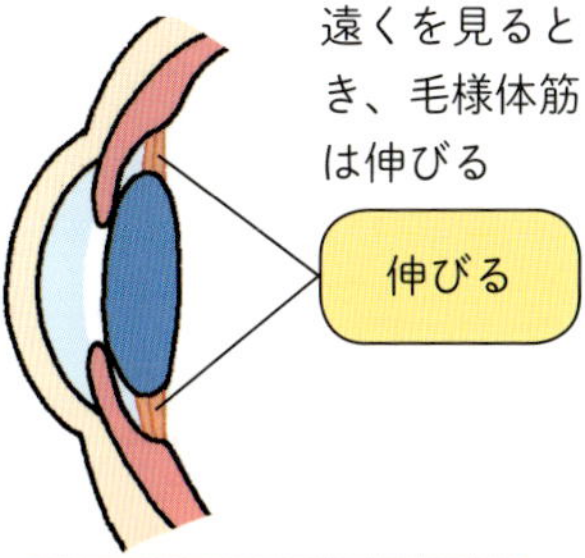

遠くを見るとき、毛様体筋は伸びる

- 全身の血行不良
- 首や肩のこり
- 姿勢の悪さ

目の疲れは全身に影響する

体のヒミツ

単に見るのではなく、筋肉を意識して見ると目の疲れも改善される。

お悩み

17

歩くのが遅い

体をうまく使えていない…

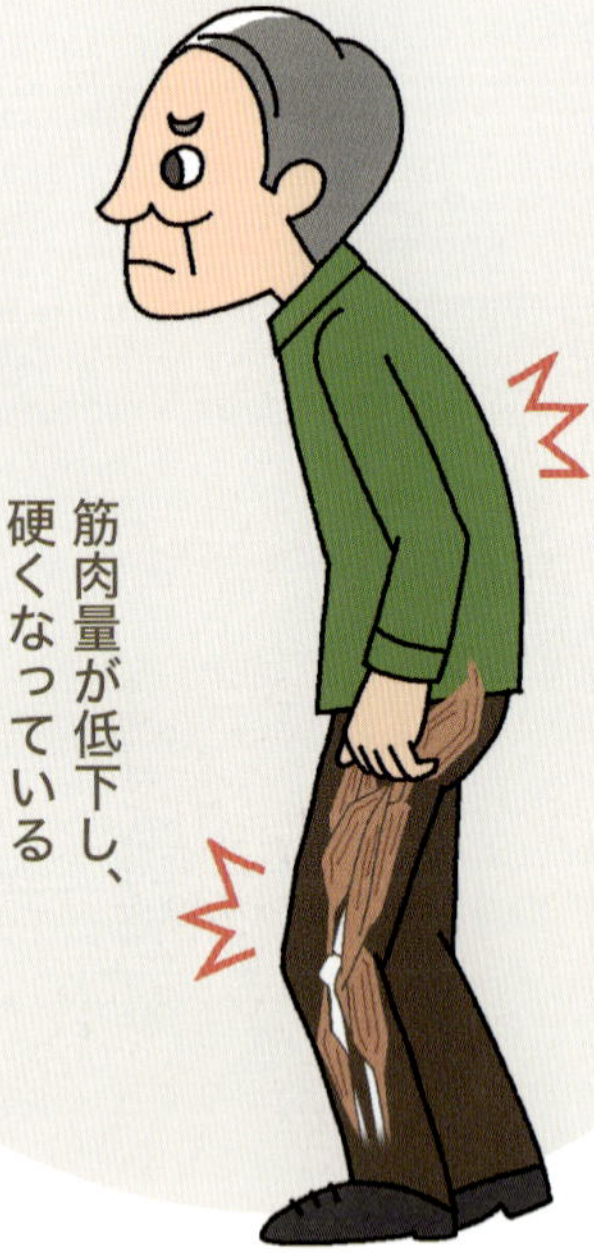

Before

硬くなった筋肉は、
伸び縮みがしにくくなり、
動きがぎこちなくなる。

体をうまく使えるようになると…

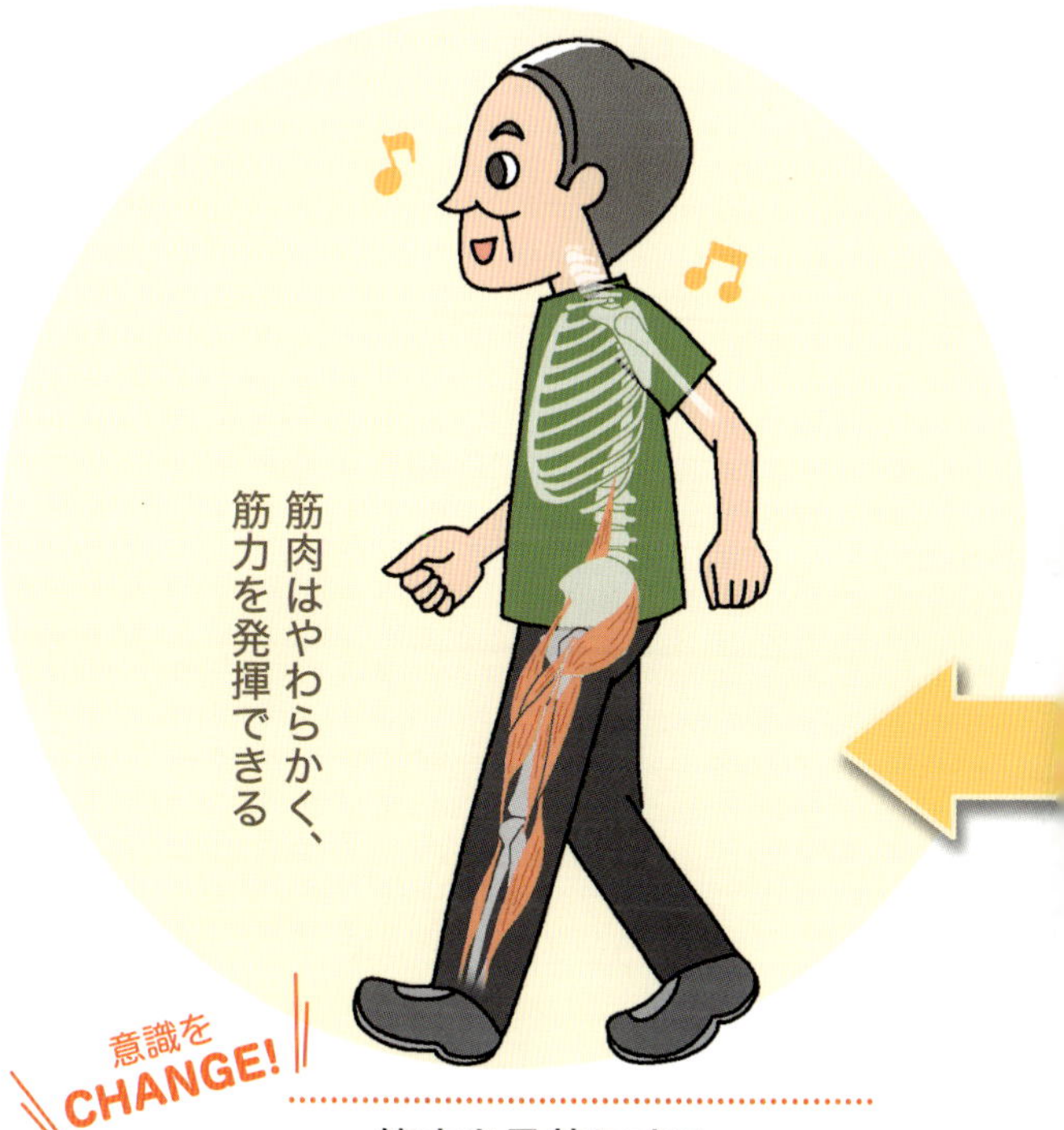

意識をCHANGE!

筋肉を柔軟にする

After

**硬直した筋肉をほぐすことで、
動きがスムーズになり、
軽やかに歩ける**

筋肉量の低下と硬直が、歩きのスピードを左右する

年を取って、「歩くスピードが遅くなった」と実感する人は多いようです。この原因は、筋肉にあります。

まずは**筋肉量の低下**です。年齢を重ねて筋肉量が減るのは、ある程度は避けられません。しかし、筋肉に適切な負荷をかければ、80歳、90歳になっても、元気に歩くくらいの筋力は維持できます。体が動くのであれば、積極的に歩く機会を増やして運動量を上げましょう。

もう一つには、**筋肉の硬直**です。硬くなった筋肉は伸び縮みが利かなくなり、使えなくなります。使えない筋肉が増え、使える筋肉だけでやりくりして動こうとすれば、ぎこちなくなり、スピードも上がらなくて当然です。

この問題は、**「大腰筋ウオーキング」（40ページ）を習慣にすることで改善されます。**大腰筋ウオーキングは、体幹部を使ってダイナミックに筋肉を動かします。骨盤や腰をほぐし、血行を良くし、歩くのに必要な筋肉を硬直から蘇らせる効果があるので、ぜひ取り入れてみてください。

歩く際にぎこちないと感じたら

筋肉をほぐし、やわらかくしよう

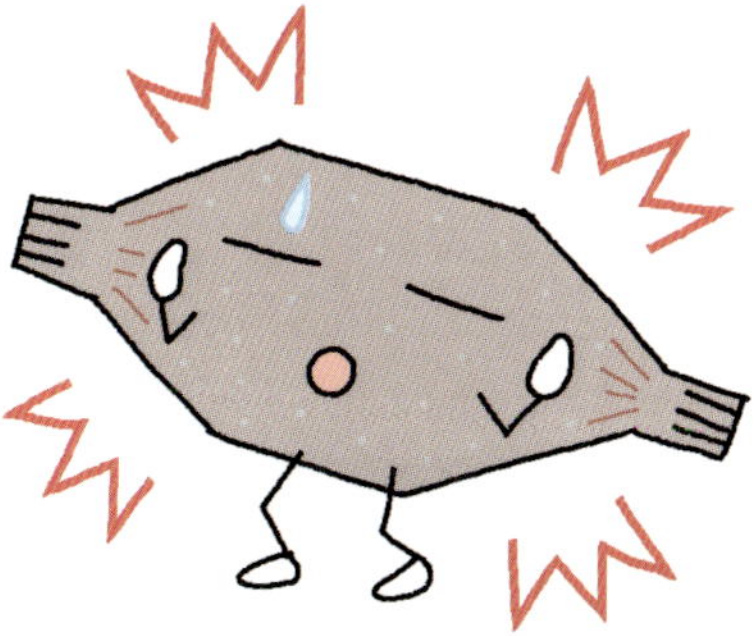

・筋肉量の低下
・筋肉の硬直

→ 歩くスピードが遅くなる

大切なこと

体は動かせるだけ動かす！
筋肉量UP! 筋肉をほぐす！

体のヒミツ

硬直した筋肉を蘇らせることで、歩くスピードを取り戻せる。

脳のコンディションを調整できない

脳が興奮していて
眠れない

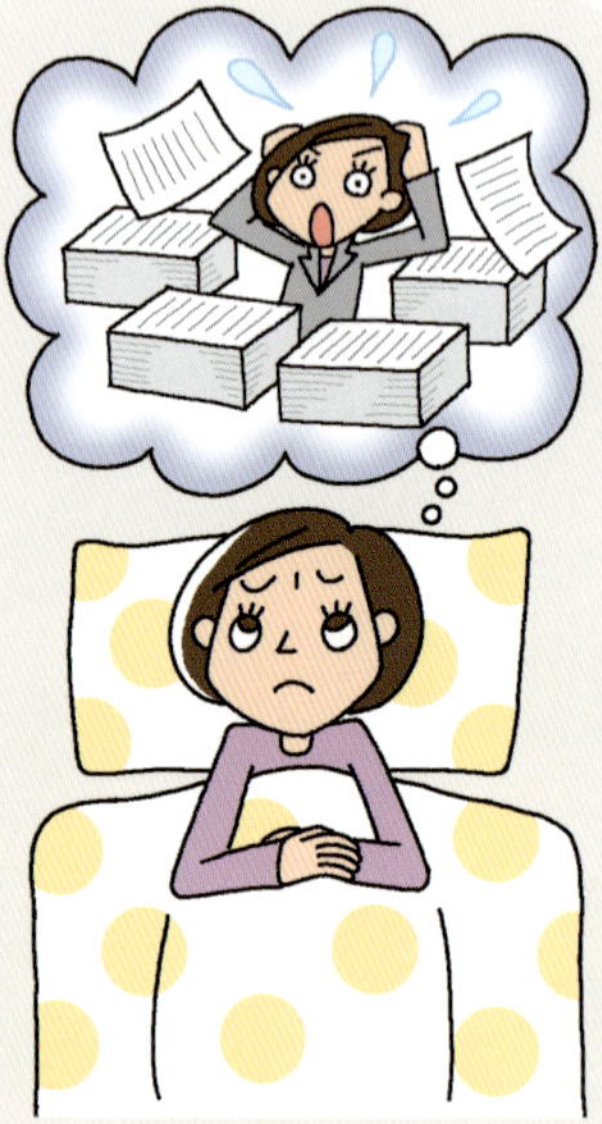

Before

気持ちが不安定だったり、ストレス、カフェイン摂取、強い光などで就寝時に脳が興奮している

脳のコンディションを調整できると

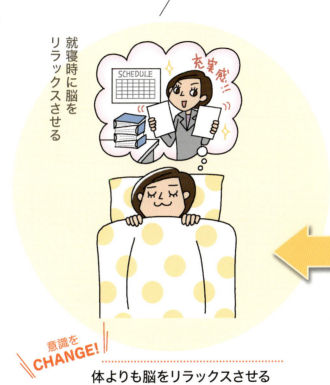

就寝時に脳をリラックスさせる

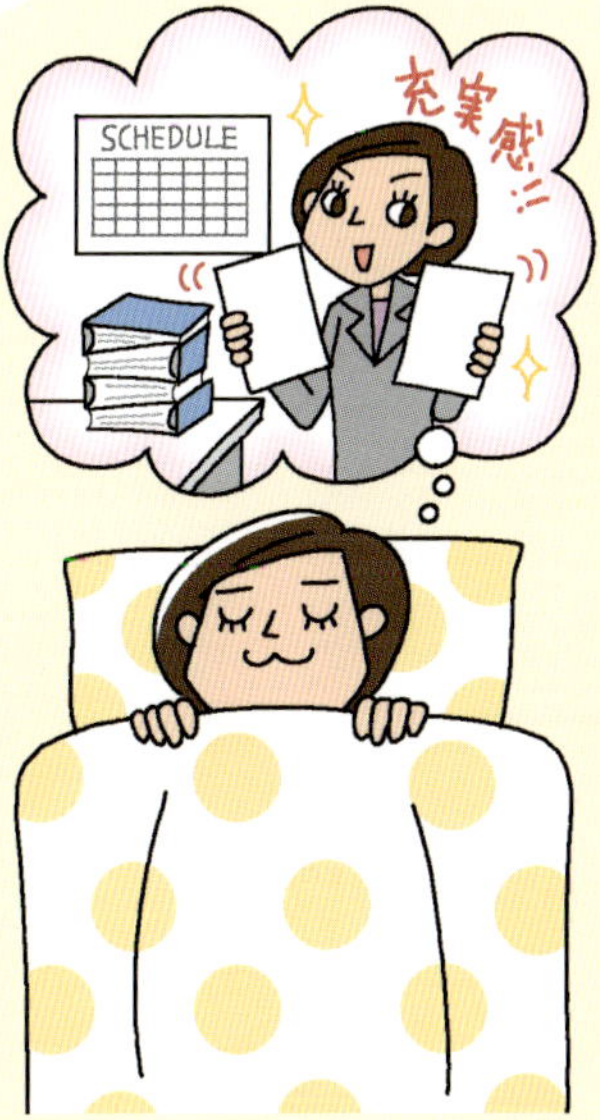

意識をCHANGE!

体よりも脳をリラックスさせる

After

**気持ちの整理をしてリラックスし、
カフェインの摂取を控え、
強い光を見ないようにする**

不眠の原因は、脳の興奮にある

不眠の直接的な原因の多くは、脳の興奮です。明日の遠足が楽しみで眠れないのと、怒り心頭で眠れないのと、不安で眠れないのは、根本的には同じです。またカフェインの摂取、スマートフォンなどで目に強い光を入れるなど、肉体からの影響でも脳は興奮します。

ですから**不眠を解消するには、いかに就寝時に脳をリラックスさせるかにかかっています。**カフェイン摂取や目に強い光を入れるといった肉体的な要因であれば、生活習慣を見直せば簡単に解決できます。

メンタル面は個々で事情は異なるでしょうが、まず、**不安や心配事は、可能な限り整理します。**漠然とした不安であれば、調べて詳細に知るだけでも軽減します。手に負えないものは、思い切って手放しましょう。そして「ダラダラと過ごさず、有意義な一日だった」などと心が納得できれば、夜のリラックス感が深くなります。

不安解消には姿勢を正す、「大腰筋ウオーキング」（40ページ）をしながら考えを整理するのもおすすめです。

不眠の原因を解消しよう

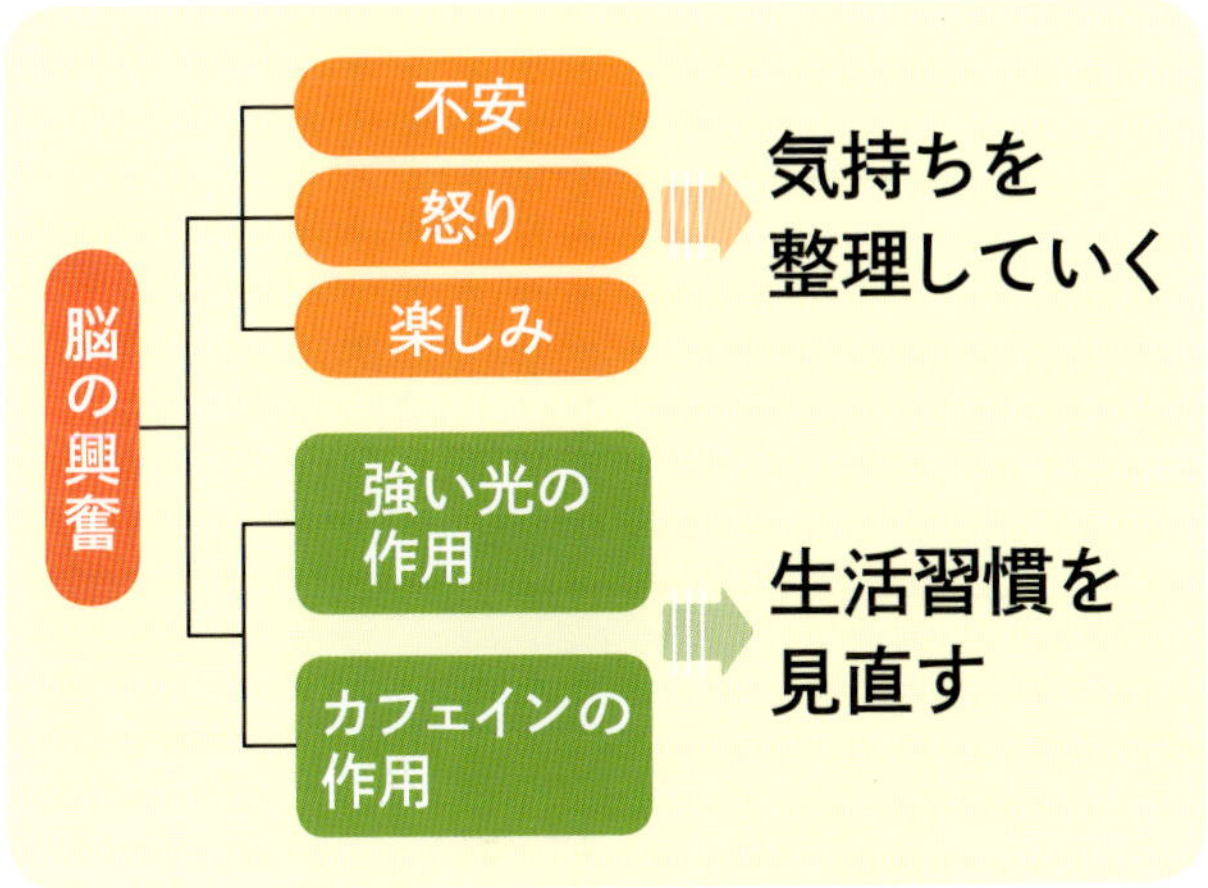

気持ちの整理におすすめ

大腰筋ウオーキングをしながら考える、姿勢を正しくして考える

体のヒミツ

生活習慣を見直すなど、脳をリラックスさせることで、不眠は解消される。

腸をうまく使えていない…

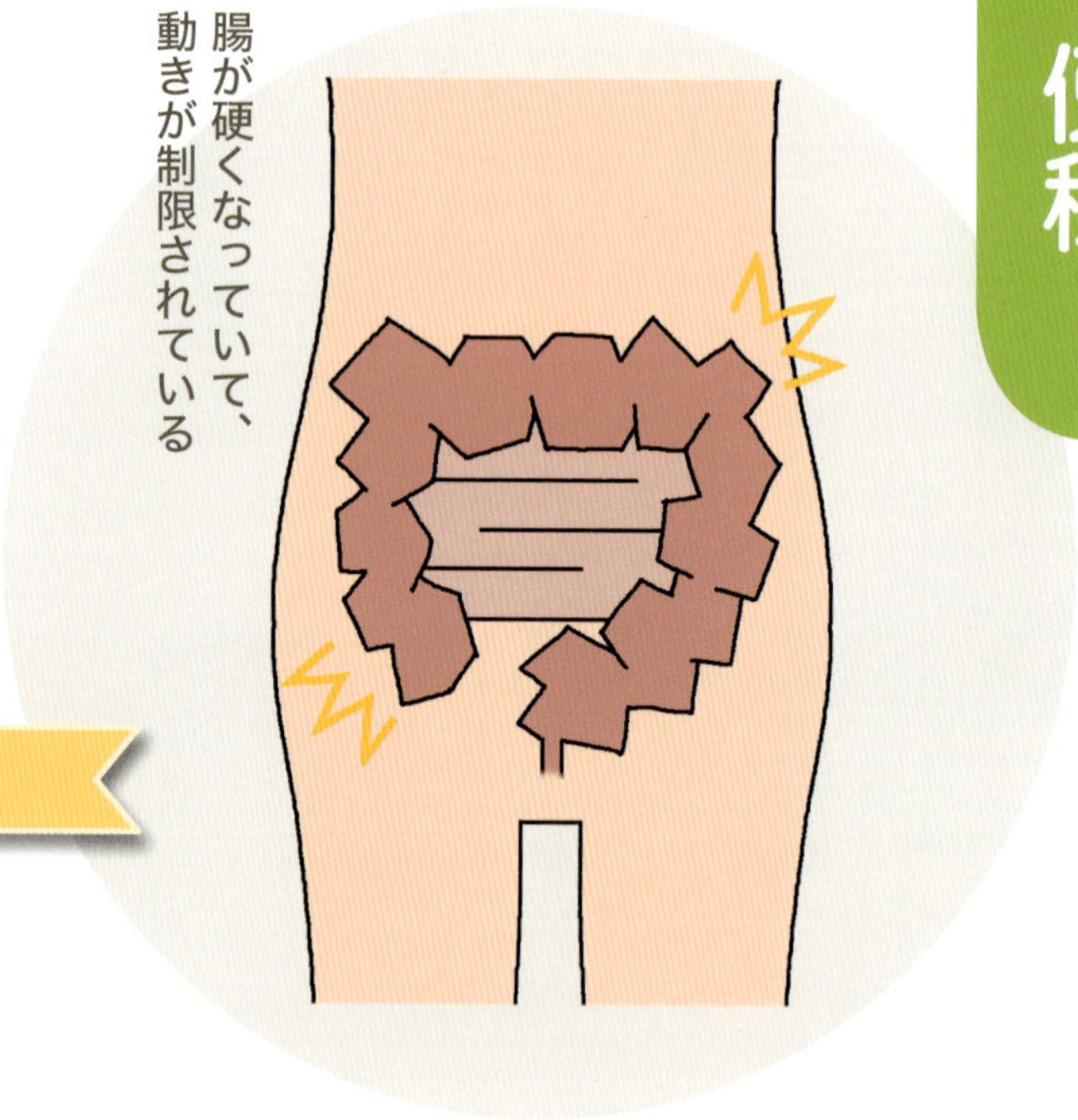
腸が硬くなっていて、
動きが制限されている

Before

食生活、運動不足、ストレスが
便秘の原因。
腰が硬くて腸の動きが悪いことも。

腸をうまく使えるようになると…

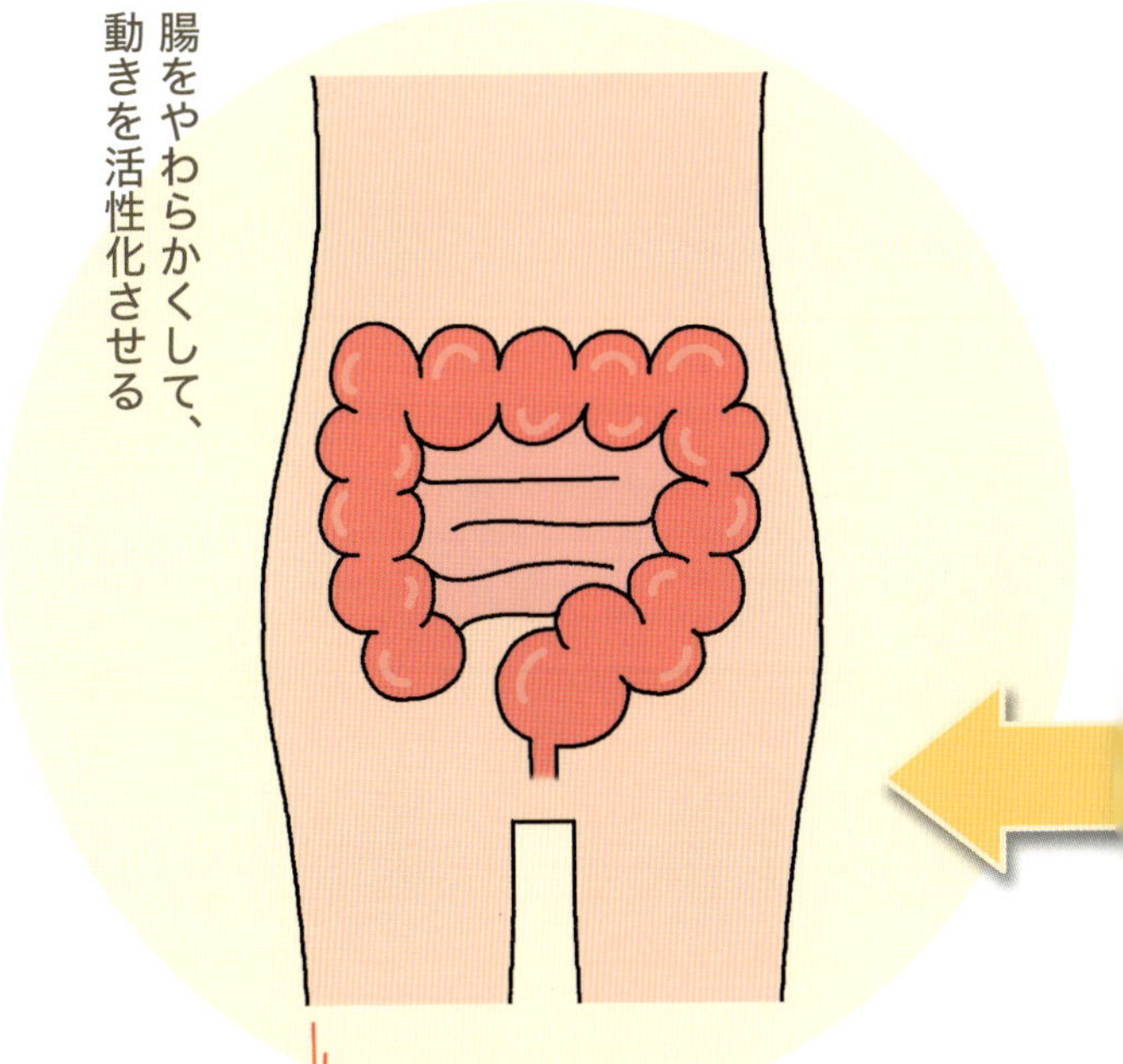

意識をCHANGE!

腰をやわらかくして動きをよくする

After

食生活、運動不足の改善、ストレスをため込まない。腰をゆるめることで、腸もゆるめられる。

日常生活の見直しと、腰をゆるめることで改善される

便秘にはさまざまな種類があり、病気が原因になっているケースもあります。ここではもっとも一般的な、腸の働きが低下して起こる機能性便秘を前提にしてお話を進めていきます。

食生活、運動不足、ストレスなどによって、便秘は引き起こされると言われています。

食生活では、野菜不足、食物繊維不足、水分不足などが代表的です。食物繊維については、腸に負荷をかけてしまうので、摂れば摂るほど良いわけではありません。また適度な運動は、腸の働きを良くします。腸はストレスに敏感で、ちょっとしたことでも便秘や下痢の原因になります。

腰まわりが硬くなると、腸の動きが制限されてしまうこともあるため「大腰筋ウオーキング」(40ページ)、「背バネ運動」(121ページ)を用いて、**腰をやわらかくしましょう。**大腰筋ウオーキングは、運動不足解消にもなります。

また腸を温める38~39度のお風呂に、30分以上つかると、より効果的です。

便秘の原因と改善方法は？

- 野菜、食物繊維、水分を多く摂るように心がける
- 運動をして腸を動かす
- ストレスを取り除く

＋

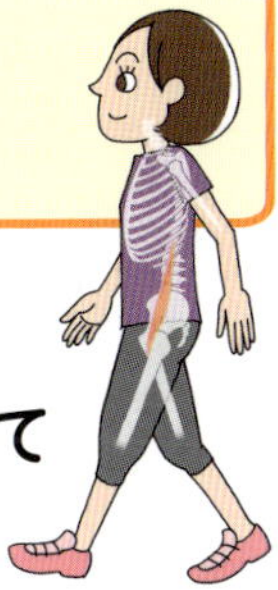

大腰筋ウオーキングをして運動不足の解消

背バネ運動をして、腰をやわらかくする

ぬるめの湯船につかり、腰を暖める

体のヒミツ

食生活だけでなく、腰をやわらかくすることも心がけよう。

お悩み 20

滑舌が悪い

体をうまく使えていない…

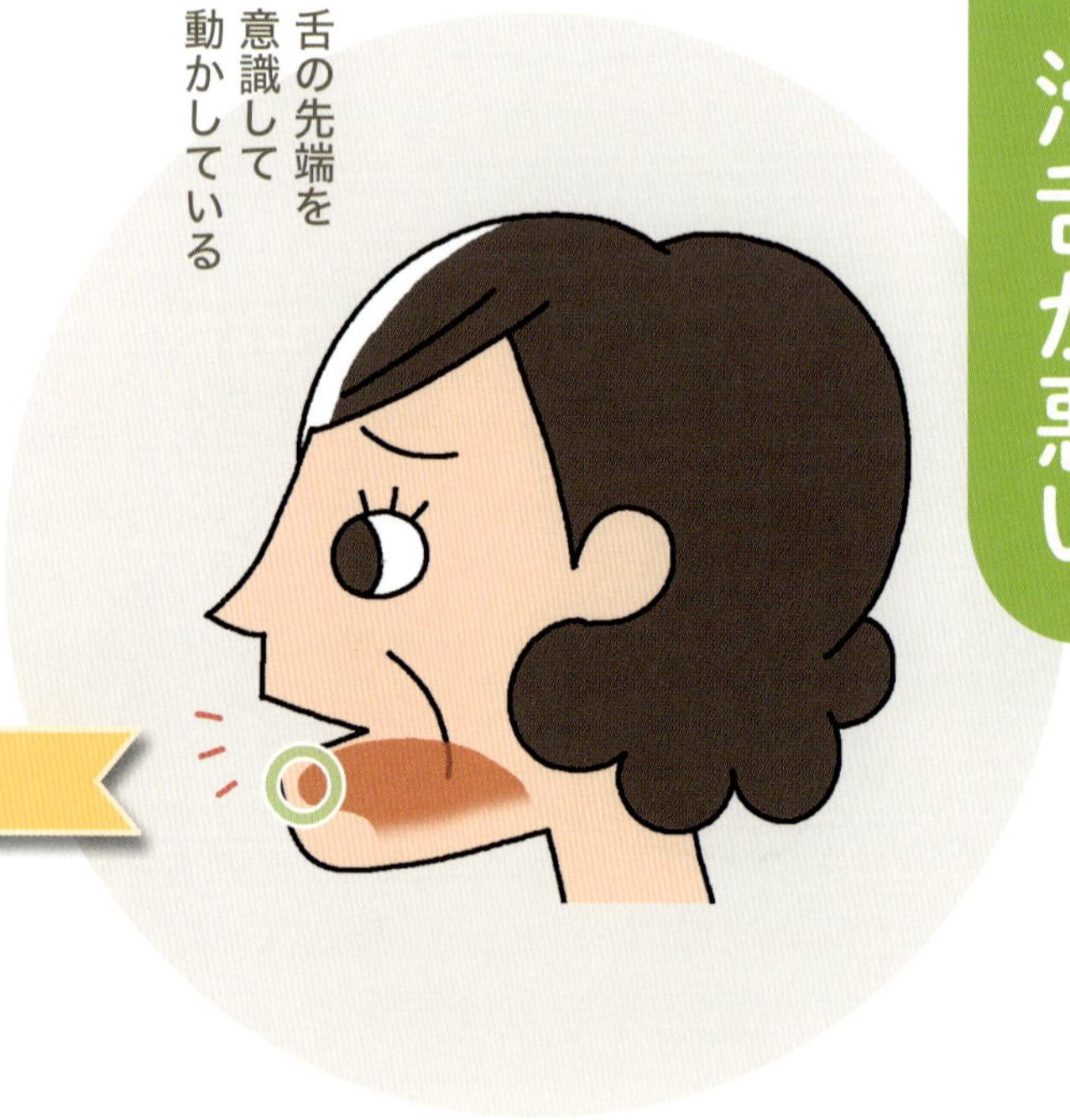

Before

**舌の先端のみを意識をして、
動かしている。**

体をうまく使えるようになると…

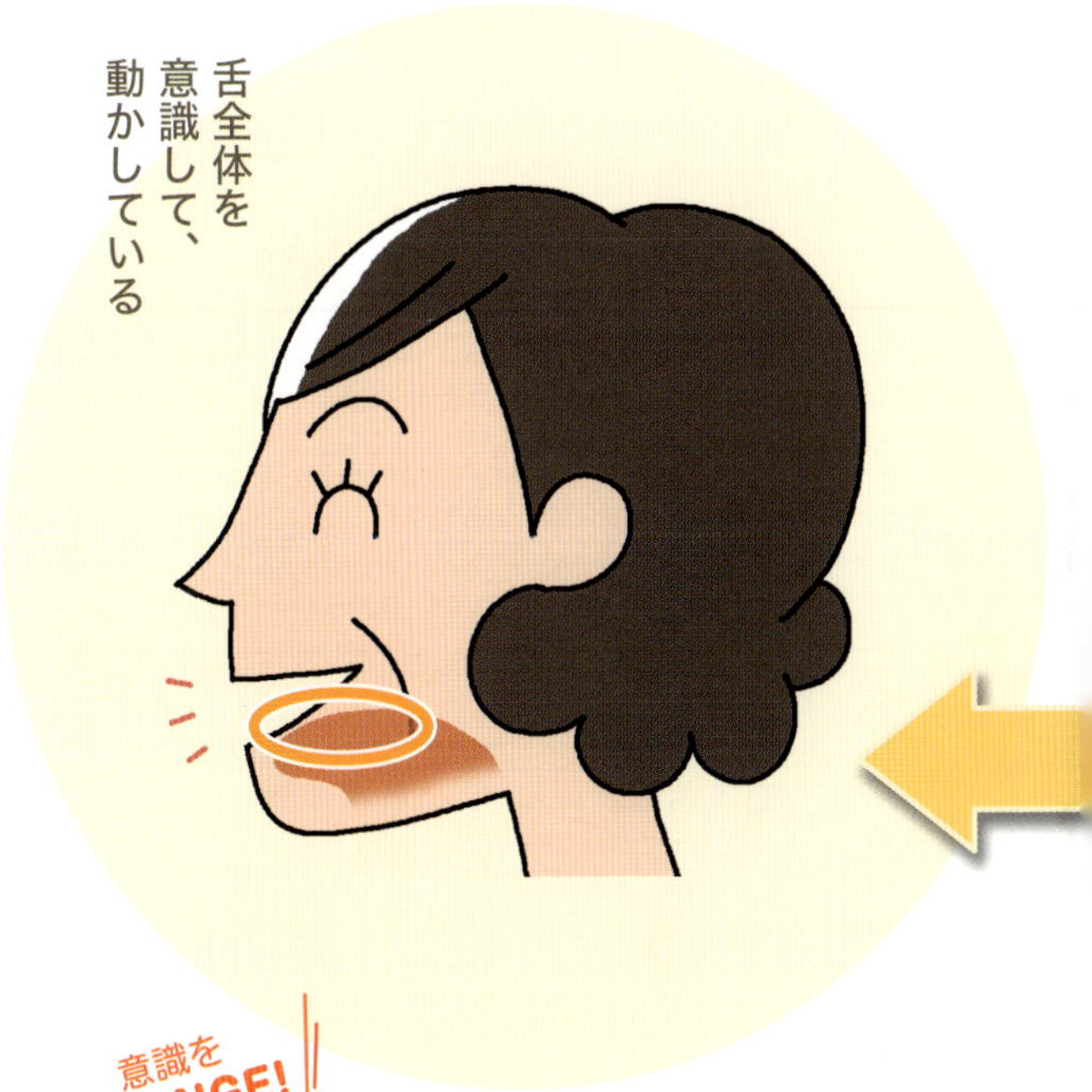

意識をCHANGE!

舌は全体を動かすようにする

After

舌の付け根から先端までを意識して動かすと、口が良く回る。

舌の意識と、あごの動かし方で滑舌は良くなる

滑舌の悪さは、コツをつかめば必ず改善します。キーポイントは、**あごと舌の意識**です。口の開け閉めは、あごを動かして行います。大多数の人が、あごは上下に開くと勘違いしていますが、お伝えした通り、あごは、下にしか開きません。これを理解するだけで、ラクに口の開閉を行えるようになり、自在に動かせるようになります。これは直接、発音の明瞭さにつながります。

舌の動きは、細かい音の調整を行っています。舌は、全体が筋肉です。反らす、捻じる、出すと、変幻自在です。

滑舌の悪さの原因に舌の筋肉の弱さをあげる人は多いのですが、それ以前に舌への意識に問題があります。舌を動かす際に、舌の先端に意識が集中しがちです。これだと舌の本来のパフォーマンスは発揮できません。**舌の付け根から先まで、全体を意識してみてください。**すると舌の動きが、各段に良くなります。口が良く回ります。

あごと舌の新しい意識の組み合わせで、色々と発音を試してみてください。

舌とあごがキーポイント

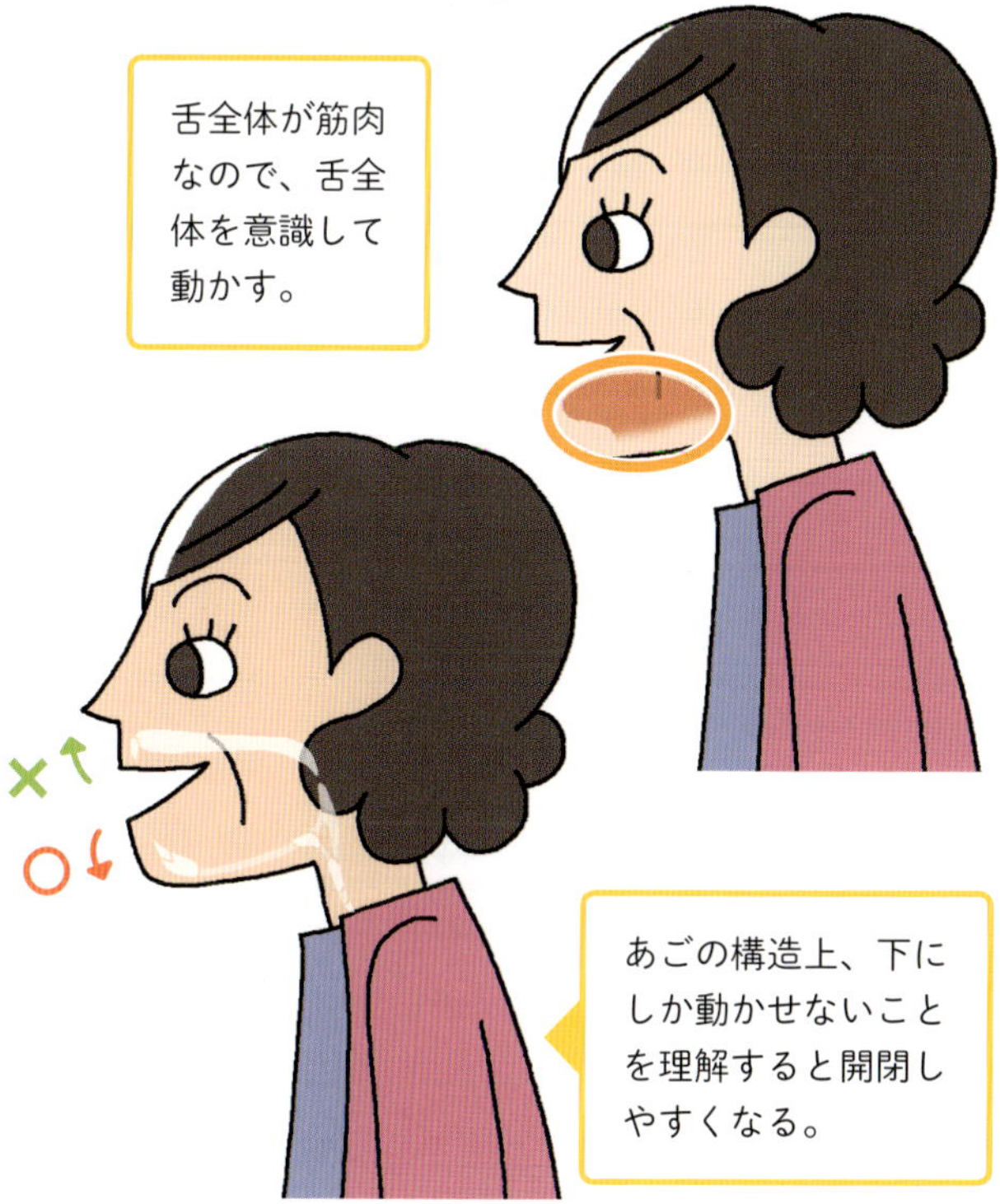
舌全体が筋肉なので、舌全体を意識して動かす。
×
○
あごの構造上、下にしか動かせないことを理解すると開閉しやすくなる。

体のヒミツ

舌全体を意識して動かし、あごが下にしか動かせないことを知ると口が良く回り、発音しやすくなる。

お悩み

21 つまずく

体をうまく使えていない…

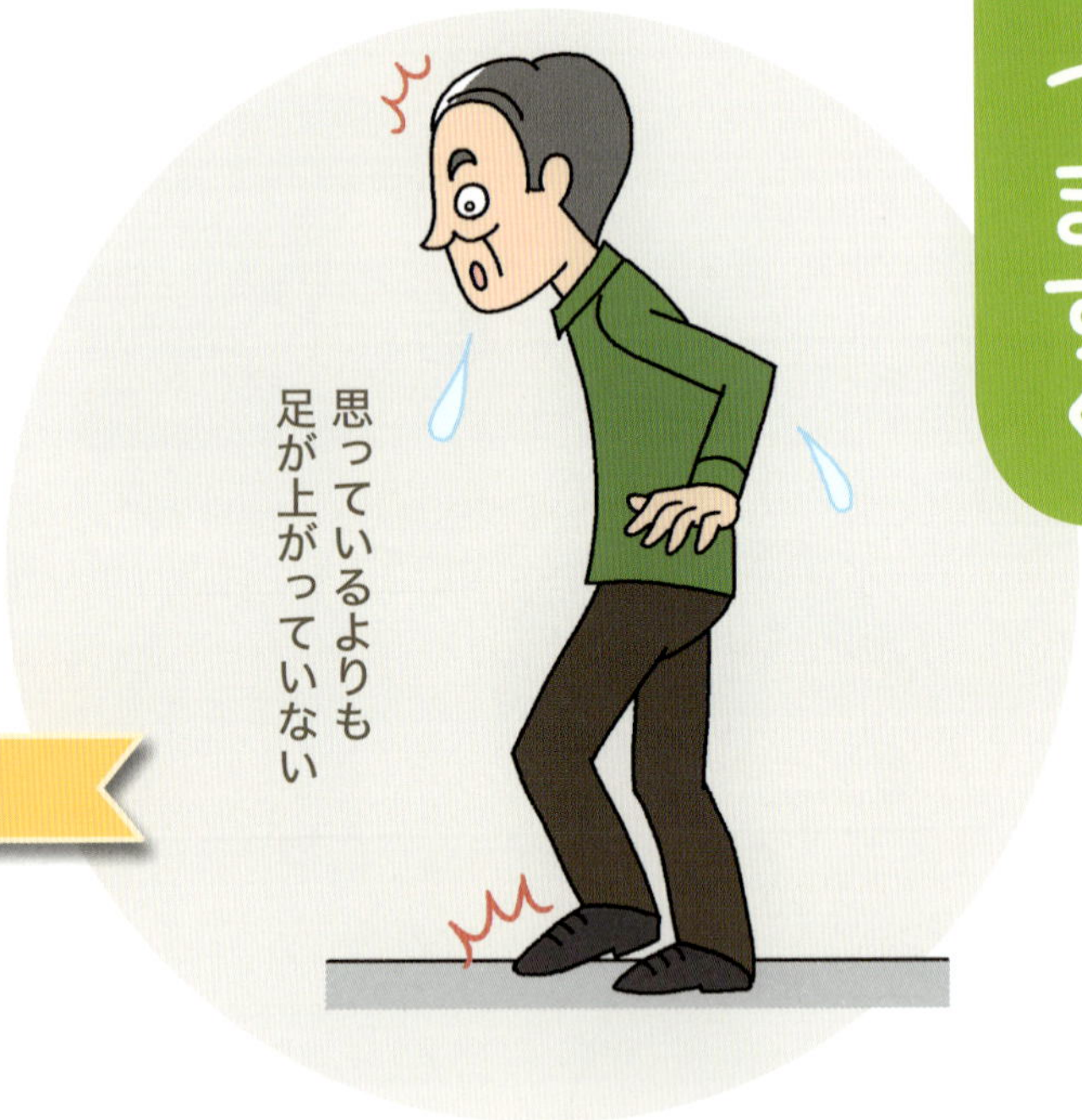

Before

イメージより足が上がっていなかったり、イメージより先に足が着地してしまっている

体をうまく使えるようになると…

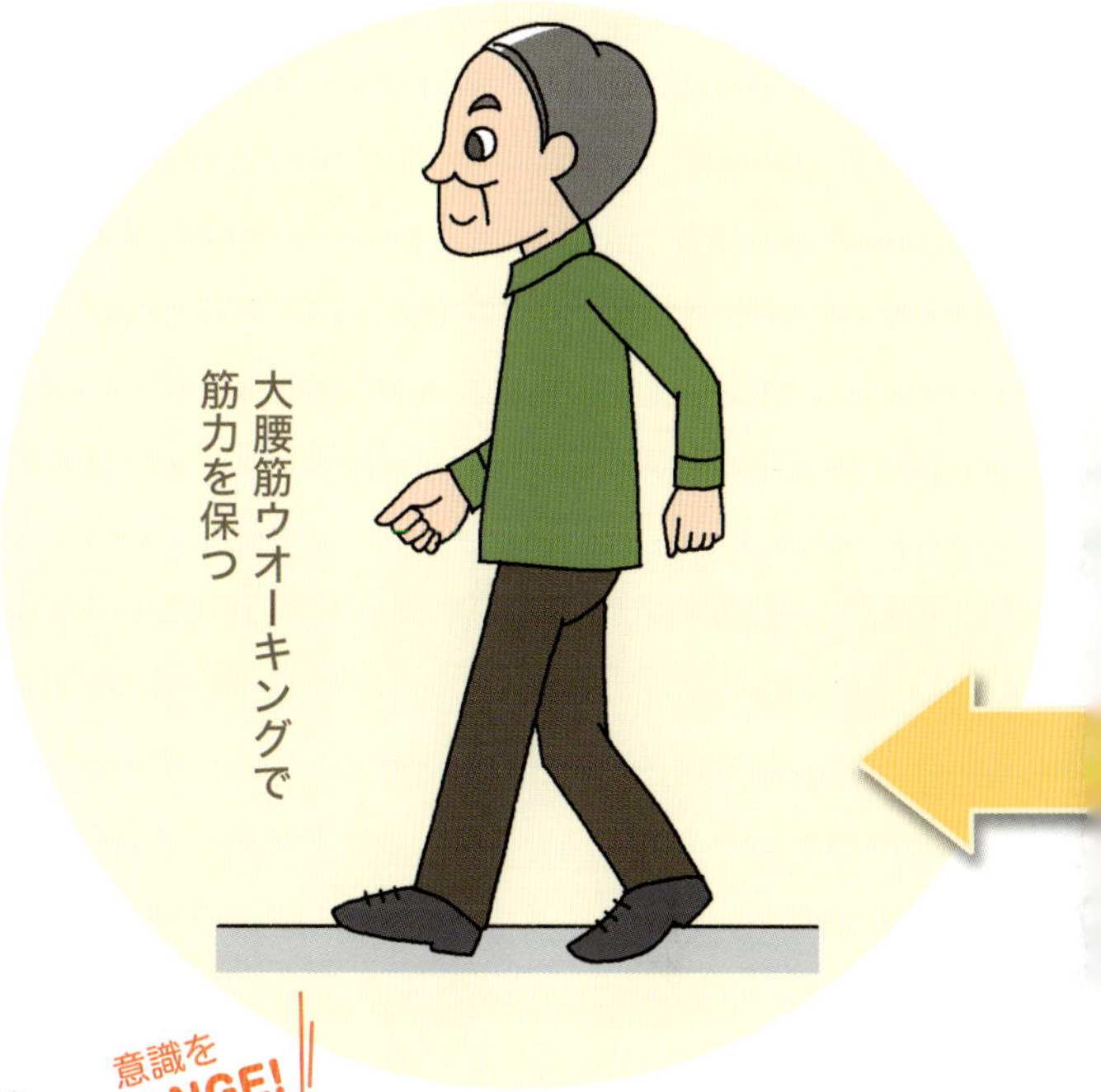

意識をCHANGE!

大股でしっかり歩く

After

大腰筋ウオーキングで、大股に歩き、かかとから着地する癖をつける。

イメージよりも足が上がっていない

年齢を重ねると、つまずく機会が増えた、何てことない低い段差でつまずいてしまった、という話をよく聞きます。これは思っているよりも、実際には、足が上がっていないからです。

明らかな段差を超えるときには、**目で確認しながら、意識して足を高く上げるようにしましょう。**しかし普段、何も段差がないのに、つまずくときもありますよね。これは**イメージよりも、先に足が着地してしまうためです。**意識ではまだ宙にあるはずの足が、地面に着いてしまうので、前進する勢いでつんのめります。

普段から「大腰筋ウオーキング」(40ページ)で大股に歩いていれば、つまずく機会も減りますし、筋力の維持にもつながります。大股の大腰筋ウオーキングでは、かかとからしか着地ができません。つまり、つまずきようがないのです。また、大腰筋ウオーキングは筋肉への負荷が高いので、歩くため、足を上げるために必要な筋肉を鍛えられます。

自分の意識と自分の動作のズレに注意

つまずくのは?

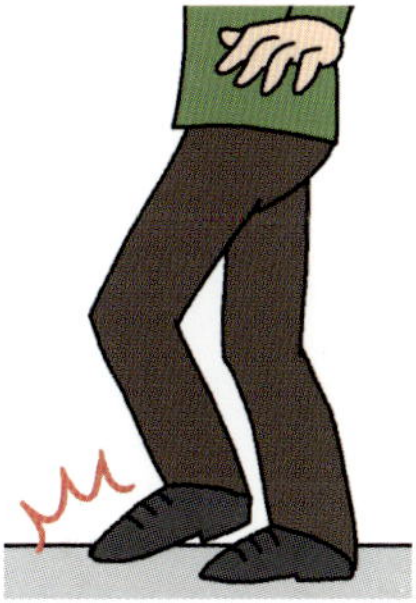

- 思っているよりも足が上げられていない
- イメージよりも先に足が着地している
- つま先から着地している

大腰筋ウオーキングをすると、かかとからの着地が身に着き、足を上げるための筋肉を鍛えることもできる。

体のヒミツ

意識して足を上げ、かかとから着地するようにすると、つまずきは改善される。

COLUMN 4

楽しみながらできる

カラオケ健康法

大きな声を出すことは、心身の健康に大いに役立ちます。発声は筋肉を使いますから、まず血行が良くなります。腹筋を動かして、腸の働きも良くします。そのため か、カラオケが便秘解消に効果的という話もあります。呼吸筋全体も鍛えられるため、肺活量の低下や、呼吸が浅くなる予防にもなります。また、ストレス発散の効果もあり、気分をスッキリさせます。

クリアな声で、大きな声量で歌えるコツ

- 肺の大きさの意識
- あごの開き方
- 舌全体を意識
- 遠くに届かせる声

その意味でカラオケは、心身の健康という実益を兼ねた素晴らしい遊びです。音程を合わせ、声の種類や大きさを調整し、歌としての完成度を上げる行為は、極めて創造性に富んでいます。歌が上手い人も下手な人もいますが、自分なりの歌い方で大丈夫です。好きな曲を歌う楽しさも合わせて、脳も大いに活性化します。

そしてせっかくですから、自分

なりに上手く歌えた方が気持ちが良いですよね。ぜひ、本書にある「あごの開き方（106ページ）」、「舌全体への意識（142ページ）」、「遠くに届かせる声（78ページ）」、「肺への全体意識（46ページ）」を試してみてください。クリアな気持ちの良い声で、声量たっぷりに歌い上げられるはずです。

　本書には掲載されていませんが、

もう一つだけ、とっておきのテクニックをご紹介します。瞬発的に声を大きく出すには、「真下に声をぶつける」ように意識します。足元の地面に、思いっきり声を叩きつけるつもりで、発声してみてください。

　私は元々、カラオケでは声量がなくて困っていました。歌い出しはちょうど良いのですが、サビで音量を上げる余力がありません。

しかし、この方法を身に付けてからは、大きな声量で気持ちよく歌えるようになりました。発声の自由度が上がって、苦手だった高音域にも届くようになりました。

とても歌の上手い人になったわけではありませんが、どちらかと言えば上手い部類まで持っていけています。以前はできなかったことを表現できるので、たまに行くカラオケも楽しめるようになっています。気分爽快です。

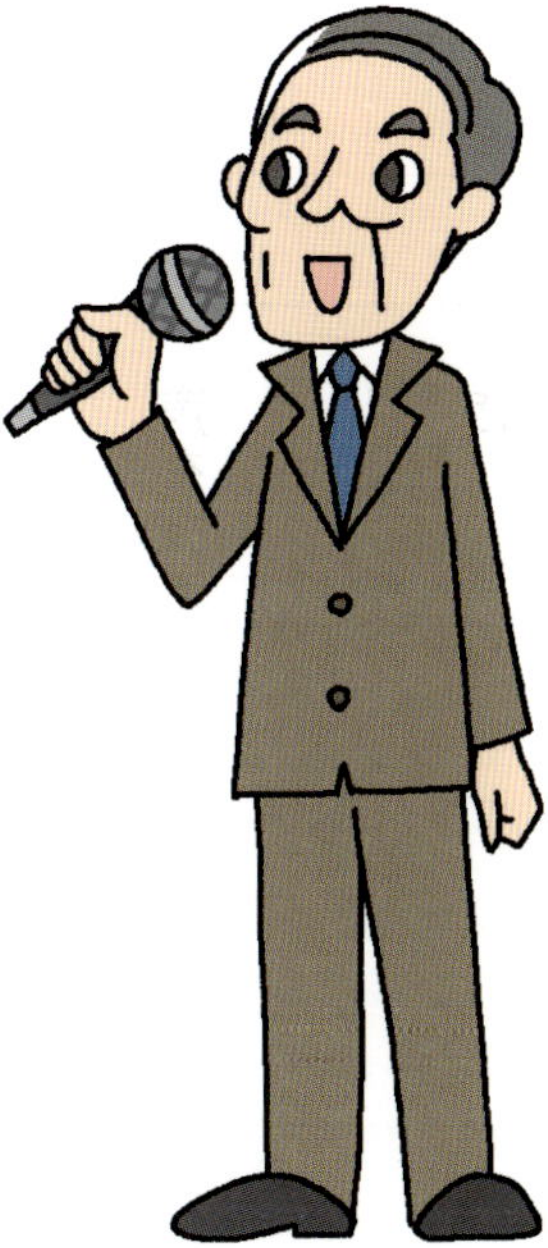

あとがき

本書をご覧になられて、いかがだったでしょうか。体の意識を変える、正しく体をイメージするという発想に、新鮮味を感じて驚かれた方も多いと思います。

私がこの分野に最初に出合ったのは、とある古武道の本でした。肉体を合理的に操作して、より高いパフォーマンスを発揮させるという趣旨に、皆さんと同じように新鮮味を感じて驚いたものです。

しかしその本は、一般の読者はなかなか手に取らないであろう専門書。他にも、アレキサンダーテクニークという分野がありますが、こちらもやはり一部の専門家、アスリートや楽器演奏者など、限定された人たちの間で広まっているものでした。

おそらく一般の方に向けて、体意識を主題にして出版したのは、拙著『ねこ背は治る！　知るだけで体が改善する「4つの意識」』（自由国民社）が初めてだったと思います。実はこの企画は、猫背本として書こうとしたわけではありませんでした。体の意識を変えるだけで、こんなに素晴らしい革命が起こるよ！　という趣旨で、提案したものでした。

しかし、体意識の本は市場にはなく、売れる確証が出版社にありません。そこで姿勢の項目を前面に押し出して、猫背本として世に出されたという経緯があります。この目論みは大いに当たり、30万部を超えるベストセラーになりました。

そして今回、こうして純粋に体意識を主題にした本を送り出すことになり、今、あなたの手元にあるというわけです。

果たしてその効果は……、あなたが実際に自分の体で体感された通りです。**ちょっと意識を正しく修正するだけ**で、体の動きはまったく違ったものになります。動いてまず感じるのは、気持ち良さです。それまで自分は、気持ちの悪い動き方をしていたと知らされるでしょう。

余計な負担が減り、痛みやこりからも解放されます。運動、スポーツをしている方なら、パフォーマンスが上がります。歌だって、上手くなります。自分の体を合理的に使いこなせるのは、ただそれだけで喜びです。

最後に、本書を読んだ皆さんにお願いがあります。この体意識の真実を、ぜひ周囲の方に教えてあげてください。幸運なことに、あなたの知り合いであれば、この真実を知り得るチャンスがあるのです。

「肺の大きさ」「腕の付け根は肩甲骨」「首の付け根の位置」「骨に乗る正しい姿勢」「大腰筋ウオーキング」……何でも良いです。肺の大きさであれば、まず普通に大きく呼吸してもらいます。次に本書にある肺の本当の大きさを示したイラストを見せて、説明します。再び大きく呼吸してもらえば、ほとんどの人が変化を実感するはずです。肩甲骨でも、首の付け根でも、本書の説明のように伝えてみてください。

きっとその方にも、嬉しい変化が訪れるでしょう。そしてそのちょっとの気づきは、大きく毎日を、ひいては人生を改善するかもしれません。

小池義孝

Profile

小池　義孝 （こいけ　よしたか）

一義流気功治療院院長

昭和48年生まれ。平成18年「気功治療院一義流気功」を東京に開設。翌年に、気功治療の技術を伝える「一義流気功教室」を開設する。
気功治療の内容はどの流派にも属さず、独自の歩みを続ける。肩こり、腰痛、猫背といった肉体の問題から、メンタルの問題まで、幅広く対応している。

著書多数。30万部を超えるベストセラーになった『ねこ背は治る！知るだけで、体が改善する「４つの意識」』を始めとし、国内15冊、海外翻訳版（台湾、韓国）３冊、約累計70万部を送り出している。（2019年現在）

- 一義流気功　町屋治療院
  http://www.ichigiryu.com/
- 一義流　気功教室
  http://www.healing-t.com/
- [アメブロ　公式ブログ]
  http://ameblo.jp/koikeyoshitaka/
- [軽やかに♪　心click　心の専門ブログ]
  http://www.kokoro.click/
- Twitter：http://twitter.com/koikeyoshitaka/
- FACEBOOK：http://www.facebook.com/koikeyoshitaka/

デザイン
佐久間勉・佐久間麻理（3Bears）

イラスト
千葉さやか（Panchro.）

編集
石島隆子

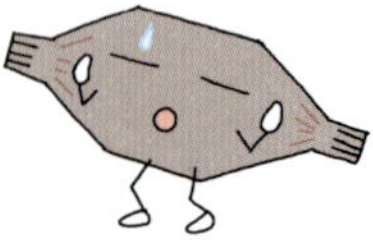

疲《つか》れない！痛《いた》めない！
体《からだ》の使《つか》い方《かた》ビフォー・アフター手帖《てちょう》

2019年9月10日 第1刷発行

著　者	小《こ》池《いけ》義《よし》孝《たか》
発行者	吉田芳史
印刷所	株式会社光邦
製本所	株式会社光邦
発行所	株式会社日本文芸社 〒101-8407 東京都千代田区神田神保町1-7 電話 03-3294-8931（営業）　03-3294-8920（編集）

Printed in Japan　　112190822-112190822Ⓝ01（240075）
ISBN978-4-537-21717-9
URL https://www.nihonbungeisha.co.jp/
©Yoshitaka Koike 2019
（編集担当：河合）

乱丁・落丁などの不良品がありましたら、小社製作部宛にお送りください。送料小社負担にておとりかえいたします。法律で認められた場合を除いて、本書からの複写・転載（電子化を含む）は禁じられています。また、代行業者等の第三者による電子データ化及び電子書籍化は、いかなる場合も認められていません。